Alexander Greiner

# ALS ICH DEM TOD IN DIE EIER TRAT

Alexander Greiner

# Als ich dem Tod in die Eier trat

Geschrieben mit freundlicher Unterstützung durch das

≡ Bundeskanzleramt

Alle im Buch vorkommenden Wegbegleiter_innen, Freund_innen und Verwandte sind mit der Nennung im Buch einverstanden. Aus Gründen der Identitätswahrung haben einige Personen um ein Pseudonym gebeten.

**www.kremayr-scheriau.at**

ISBN 978-3-218-01188-4
Copyright © 2019 by Verlag Kremayr & Scheriau GmbH & Co. KG; Wien
Alle Rechte vorbehalten
Schutzumschlaggestaltung: Christine Fischer
Typografische Gestaltung und Satz: Danica Schlosser
Lektorat/Produktion: Stefanie Jaksch, Franziska Lamp (Mitarbeit)
Druck und Bindung: Finidr, Český Těšín

# Inhaltsverzeichnis

**1. Möge ich genau hinsehen können**     **6**

Im Spital                                    8
Hodenkrebs                                  13
Ein neues Leben                             16
Vatersuche                                  28
Schmerzen                                   39

**2. Schon wieder Krebs**     **51**

Schockzustand                               51
Abklärung                                   57
Sicherheit                                  72
Krebstherapie                               84
Mein leiblicher Vater                       89

**3. Mein Notfallkoffer**     **95**

Angst und Unsicherheit                      95
Das sichere Umfeld                          97
Offenheit                                  100
Achtsamkeit                                102
Mein Mantra                                107
Lassen                                     111
Ernährung                                  115
Gesundes Misstrauen                        122

**4. Die Radiochemotherapie**     **127**

Es geht los                                127
Verunsicherung                             133
Erste Chemotherapie                        137
Auf den Körper hören                       146
Veränderung                                150

Zyklus                              155
Identität                           163
Zufall                              166
Dritter Zyklus                      168

**5. Das Leben verändert sich     181**

Familienurlaub                      181
Fünf bis sieben Jahre               186
Pause nach der Chemo                189
Bewegungseinschränkung              193
Re-Staging                          198
Nervosität                          202
Bewegung                            204
Befundung                           210
Zweiter Geburtstag                  214

**Danksagung                       219**

**Literatur und Internet           221**

# Möge ich genau hinsehen können

Der rechte Hoden war dicker als der linke.

Die Hände unter der Bettdecke, tastete ich und versuchte, die Unterschiede zu definieren: wulstiger, schmaler, schwerer, leichter, fester, weicher. Schmerzen hatte ich keine, auch nicht, als ich die Hoden zusammendrückte. Jede aufkeimende Beunruhigung schob ich zur Seite.

In den vorangegangenen Wochen war mir aufgefallen, dass der Inhalt meiner Hose beim Radfahren mehr Raum als bisher einnahm. Ich dachte mir nichts dabei. Hatte ich eben dicke Eier, na und? Ich kam mir sogar ein bisschen männlicher vor. Weshalb ich den Hodensack aufmerksamer als sonst berührte, entzieht sich meiner Erinnerung. Selbstuntersuchungen lagen mir fern. Ich war nicht auf die Idee gekommen, mich regelmäßig eigenhändig abzutasten. Mehr zufällig als bewusst entdeckte ich an jenem Sonntagabend im Juli 2015 den angeschwollenen Hoden.

Gleich am nächsten Tag in der Früh suchte ich nach einem Urologen, der am Montagvormittag Ordination hatte. Zum Glück fand ich im Nachbarbezirk sofort einen. Fahrtzeit zehn Minuten mit dem Fahrrad.

Die Untersuchung war mir peinlich, aber da musste ich nun durch. Schließlich wollte ich wissen, warum die Hoden unterschiedlich groß waren. Jeans und Boxershorts in den Kniekehlen, legte ich mich hin und zählte die Staubkörner an der Deckenlampe.

Der Urologe tastete die Hoden ab und sagte auf der Stelle: »Da muss ein Ultraschall gemacht werden, am besten sofort.«

Er drückte mir die Zuweisung in die Hand. »Kommen Sie nachher gleich wieder zu mir zurück.«

Was bedeutete das? Was schlummerte in mir, das den Arzt ohne Verzug handeln ließ? Im Röntgeninstitut, schräg gegenüber auf der anderen Straßenseite, ließ ich abermals die Hose runter. Die Ärztin verteilte Ultraschallgel auf dem Sondenkopf des Geräts und drückte ihn auf den Hodensack. Ich beobachtete die wechselnden Bilder auf dem Monitor, die für mich ein uninterpretierbares Durcheinander von Schwarz-Weiß-Schattierungen darstellten. Ich versuchte in den Augen der Ärztin zu lesen, wie sie die Lage einschätzte, konnte aber nichts deuten. Das Herz schlug mir bis zum Hals. »Bitte warten Sie kurz«, sagte sie, »ich hole einen Kollegen.«

Im Türrahmen sprachen die beiden gerade so leise miteinander, dass ich einzelne Wörter zwar hören, aber keinen Inhalt verstehen konnte. Mittlerweile hatte das Gel den Intimbereich abgekühlt, als hätte jemand das Gebläse einer Klimaanlage auf mein Becken gerichtet. Der hinzugeholte Arzt sah sich die Bilder an und nickte der Ärztin zu.

»Sie haben im rechten Hoden einen Tumor«, sagte sie. »Es könnte Krebs sein. Gehen Sie bitte sofort ins nächste Spital, um sich genauer untersuchen zu lassen.«

Ich presste die Lippen aufeinander. Träumte ich? Nein, das war real. Und es ging mir eindeutig zu schnell.

## Im Spital

Auf dem Weg ins Krankenhaus, wieder im Sattel meines Rennrads, beunruhigte mich das Gefühl des angeschwollenen Hodens in der Hose. Bei jedem Tritt in die Pedale rollte er auf der Sattelspitze hin und her. Ich kam mir nun nicht mehr überaus männlich vor, weil die Unterhose zum Platzen ausgefüllt war. Warum hatte ich die Schwellung nicht eher entdeckt? Warum war ich nicht zur Vorsorgeuntersuchung gegangen?

Fünf Minuten später zog ich in der Ambulanz für Urologie den Befund der Ultraschallärztin aus der Tasche. Ich las: »Der rechte Hoden beinahe gänzlich eingenommen von einer etwa 40 x 30 x 30 Millimeter großen Raumforderung.« Wie die Walnüsse, die im Herbst im Garten meiner Eltern gelegen waren. Mir schauderte, aber das Wort »beinahe« beruhigte mich. Was danach geschah, weiß ich nicht mehr im Detail. Ich vermute, dass eine weitere Ultraschalluntersuchung durchgeführt wurde und ich erinnere mich, dass ich mit einem Arzt sprach. In seinem Zimmer streiften Schatten von Passanten vor dem Fenster vorbei. Eine einzige Frage band meine Aufmerksamkeit: gut- oder bösartig? Ich rechnete mit dem Letzteren.

»Der rechte Hoden muss entfernt werden«, sagte der Urologe und fragte:»Haben Sie Kinder?«

»Nein«, antwortete ich und hielt inne.»Und wenn ich welche haben will?«

»Kein Problem!«, erwiderte er.»Sie besitzen ja noch einen zweiten. Und die Spermienqualität des befallenen Hodens ist wahrscheinlich nicht toll. Da zahlt sich Einfrieren gar nicht aus, das würde nur den Operationstermin verzögern.«

Ich unterschrieb.

Als ich das Arztzimmer verließ und direkt dem Ausgang zusteuerte, fing mich die Ambulanzschwester ab.

»Herr Greiner! Bleiben Sie gleich hier!«

»Geht nicht«, sagte ich.»Ich habe nichts mit und mein Fahrrad steht vor der Tür.«

»Okay, aber kommen Sie bitte wirklich wieder!«

»Ich bin in einer Stunde zurück.«

Zuhause packte ich die wichtigsten Sachen für einen kurzen Spitalaufenthalt: Toilettensachen, Handyladegerät und ein paar Bücher. Unterwäsche und T-Shirts zum Wechseln legte ich ebenso in die Tasche, weil ich in dem Moment nicht begriff, dass ich nach der Operation ein hinten offenes Nachthemd tragen würde. Es war bereits Zeit fürs Mittagessen, aber Hunger hatte ich keinen.

In der Straßenbahn auf dem Rückweg zum Krankenhaus informierte ich meinen damaligen Mitbewohner Niko und meine Mama.

»Darf ich es der Familie sagen?«, fragte sie.

»Ja, aber spare bitte die Tratschtanten aus.«

Sonst erzählte ich niemandem, dass ich mich unters Messer legte.

Am Abend vor der Operation brachte Niko mir fünf 300-Gramm-Packungen unterschiedlichster Gummibären und den vergessenen Bademantel. In der Manteltasche hatte er einen Flachmann versteckt. »Du spinnst ja«, sagte ich, und wir lachten, die Hand vor den Mund gehalten.

Einen Tag später, am Dienstagnachmittag, war der rechte Hoden bereits Geschichte. Er wurde mir am Vormittag unter Narkose herausgeschnitten. Orchitektomie heißt das in der Fachsprache, oder Ablatio testis.

Dazu wurde zuerst an meinem Unterbauch in der Leistengegend ein Schnitt von drei Zentimetern Länge gesetzt. Über diese Öffnung wurden die Blutgefäße, die den Hoden versorgten, sowie der Samenstrang freigelegt und abgetrennt. Dies sollte die Ausbreitung etwaiger Krebszellen in die angrenzenden Lymphknoten vermeiden. Anschließend wurde der Hoden aus dem Hodensack herausgelöst und entfernt.

Gesehen habe ich ihn nicht. Das Operationsteam schickte ihn gleich in die Pathologie, um das Zellgewebe unter dem Mikroskop zu untersuchen. Nur auf diese Weise war die exakte Krebsart bestimmbar.

Die Operationsnarbe wurde unter der Haut vernäht, sodass sie heute nahezu unsichtbar ist. Ich erhielt einen Stoß Duschpflaster, aber Baden war nicht erlaubt, da die Narbe sich aufweichen oder der Druck unter Wasser sie reißen lassen könnte. Einen Monat lang durfte ich nicht schwimmen gehen, was meinen damaligen Alltag ordentlich durcheinanderbringen sollte.

Mama, mein Stiefvater und meine jüngste Schwester Babsi besuchten mich. Das freute mich sehr, denn am Vortag sagte

Mama noch: »Ich würde gerne vorbeikommen, aber wir fahren übermorgen auf Urlaub.«

Mich irritierte, dass Verreisen wichtiger schien, aber ihr Erscheinen wärmte meine Brust. Ich erinnere mich, dass sie in einer Reihe aufgefädelt um das Bett standen, ihre Bedrücktheit zu überspielen versuchten und ich mich wie ein angeschossenes Tier fühlte, das in einer Erdhöhle im dichten Wald zusammengekrümmt auf die Genesung hoffte. Den Tumor umschifften wir im Gespräch.

»Bitte erzählt außerhalb der Familie nichts davon«, bat ich. Es war mir peinlich, einen Hoden verloren zu haben und vermutlich von Krebs betroffen zu sein, noch dazu an einer so intimen Stelle.

Die Fensterfront des Krankenzimmers im vierten Stockwerk des Spitals zeigte in einen begrünten Innenhof, der den Verkehrslärm der Stadt abschirmte: Die Vögel zwitscherten und abends zirpten die Grillen, als befand ich mich in einem riesigen Garten fernab jeglicher Zivilisation. Nacheinander blickte ich auf die schlafenden Körper der fünf anderen Patienten. Das erste Mal in zweiunddreißig Stunden hatte ich Zeit zum Durchatmen.

Zwei Tage zuvor hatte ich geplant, in der Universitätsbibliothek in Diplomarbeiten für meine Selbstständigkeit zu recherchieren und nun lag ich im Spital. Zwei Tage zuvor kam ich mir richtig männlich vor mit den dicken Eiern und nun war die Hälfte meiner Manneskraft beschnitten, ich hatte noch keine Kinder gezeugt und nicht einmal eine Frau an meiner Seite. Zwei Tage zuvor stand ich mitten im Leben und nun hatte der Tod mir zwischen die Beine getreten.

Nur eine Handvoll ausgewählter Personen wusste von dem Hodentumor, doch am Tag nach der Operation rief zu meiner Überraschung meine Tante an.

»Ich habe von Oma erfahren, dass du im Krankenhaus bist«, sagte sie, was mich ärgerte, da ich Mama gebeten hatte, es vertraulich zu behandeln. Andererseits freute mich ihr Anruf, weil wir uns sowieso selten hörten und es ihr damals selbst nicht besonders rosig ging. Wir plauderten lange, sprachen sogar über das Leben fernab von Krankheiten und ich fühlte mich von ihr gestützt, wie an dem Tag, an dem sie mir bei der Firmung ihre Hand auf die Schulter legte.

Das Telefonat zeigte mir, dass ich anscheinend überhaupt keine Angst hatte. In meiner Denke fehlte zu jener Zeit der Grund, mich zu fürchten. Ich genoss das Leben. Natürlich wollte ich keine tödliche Krankheit haben, aber es war noch alles offen, solange ich den Befund nicht hatte. Warum sollte ich den Teufel an die Wand malen? Es nervte mich, dass ein Teil von mir stets vom Schlechtesten ausging. Notwendig war lediglich, dass ich Vorsorge im Sinne eigener Untersuchungen und regelmäßige Kontrollen im Spital machen musste. Wenn das alles war, was von mir verlangt wurde, dann konnte ich das bewerkstelligen.

Ein paar Stunden später schrieb mir einer meiner Onkel eine lange Textnachricht. Sie endete mit den Worten »Melde dich, wenn du etwas brauchst« und Herz- und Bussi-Emoticons. Ich schnaubte. Erstens, weil mein Zustand die Runde machte und ich nicht mehr kontrollierte, wer es erfuhr. Wahrscheinlich breitete sich die Kunde gerade wie ein Lauffeuer aus. Das gefiel mir gar nicht. Zweitens, weil ich de facto keinen Kontakt zu ihm hatte und er mir schrieb, als hätten wir eine der innigsten Onkel-Neffen-Beziehungen. Das passte mir noch viel weniger.

Ich begriff erst zwei Jahre später, dass sich beide, Tante und Onkel, vermutlich einfach nur Sorgen machten. Von da an sah ich den Kontakt gelassener: als einen Anfang, der sich bietet, eine Basis für eine reifere Beziehung.

In der Nacht träumte ich vom Garten meiner Großeltern. Garten ist untertrieben, das war eher ein kleiner Park: weite Rasenflächen, Froschteich, bunte Blumenbeete, Bänke, ein großes Gemüsebeet, Sträucher, Hecken, Obstbäume, Birken, Tannen,

Lärchen und eine ausladende Trauerweide. Ich stand auf der Terrasse vor dem Haus, als ich sah, dass Mama, Babsi und eine enge Freundin nackt badeten. Sie schwammen im kristallklaren Grundwasser, das den Garten und den Nachbargrund einen Meter hoch überschwemmt hatte. Es bildete einen riesigen See, in dessen Mitte das Haus wie auf einer Insel emporragte. Die Sonne war bereits untergegangen und tauchte die Umgebung in ein weiches Licht, das sich auf den Wellen rosa spiegelte. Niemand hatte mich zum gemeinsamen Schwimmen eingeladen, also stürmte ich ins Haus, um mir ein Badetuch zu holen. Im Augenwinkel sah ich Oma in der Küche stehen und das Abendessen zubereiten. Ich zog schon während des Laufens Pullover, Hose und T-Shirt aus, aber stockte, als ich auf der letzten Stufe der Treppe in den Garten merkte, dass das Wasser zu seicht war, um vom Haus wegzuschwimmen. Wie aus dem Nichts kam Scham auf. Durfte ich mich komplett nackt machen? Ach, dachte ich, es handelte sich doch nur um die Familie. Als ich mich weiter ausziehen wollte, sah ich, dass ich eine blitzweiße Badehose anhatte. Mein Körper zeichnete sich an ihr ab, als wäre sie nur eine zweite Haut. Ich behielt sie an, setzte einen Fuß ins Wasser, dann den anderen, spürte die Kühle an den Knöcheln emporwandern, an den Waden, vorbei an den Kniekehlen, das Wasser stieg weiter und umfloss die Oberschenkel, verschluckte sie langsam, da erinnerte ich mich an die Operation. Ich durfte doch nicht schwimmen! Die Frauen bemerkten mein Erstarren, ich sagte:»Ich bin frisch operiert« und wachte auf.

## Hodenkrebs

Die Untersuchungen in den nachfolgenden Tagen zeigten, dass der Körper frei von Metastasen war. Der Tumor hatte nicht gestreut. So wie es wirkte, war das Teil gutartig, jedenfalls dachte ich das. Ich war erleichtert. Am übernächsten Tag erhielt ich aus der Pathologie den histologischen Befund der mikroskopischen Untersuchung: Es handelte sich um ein sogenanntes Seminom, einen bösartigen Keimzelltumor. Also definitiv Krebs. Seminome haben ihren Ursprung in einer Entartung der Ursamenzellen. Hodenkrebs wie dieser trifft Männer zwischen 20 und 40 Jahren. Mit meinen 35 Jahren war ich am statistischen Höhepunkt der Neuerkrankungen. Warum Männer Hodenkrebs bekommen, ist nicht restlos geklärt. Die wichtigsten Risikofaktoren für eine Neuerkrankung an Hodenkrebs sind genetische Disposition, Unfruchtbarkeit, Umwelteinflüsse und Hodenhochstand, also wenn der Hoden nicht aus der Bauchhöhle, wo er im Mutterleib angelegt wird, in den Hodensack wandert. Meine Hoden waren, als ich ein Baby war, wo sie sein sollten und ich wusste nichts von genetischen Vorbelastungen. Zumindest im Stammbaum von Mama. Meinen leiblichen Vater kannte ich nicht.

Eine Woche später bei der Kontrolluntersuchung wurde abermals Blut abgenommen. Bei der Befundbesprechung erhielt ich Entwarnung: Die Krebserkrankung war überwunden, der Tumormarker im Blut lag unterhalb der diagnostizierbaren Grenze. Auch der Testosteron-Wert war im Normbereich, obwohl ich nur noch einen Hoden hatte. Zumindest auf dem Papier konnte ich mich weiterhin als ganzer Mann fühlen. Andere Männer hatten bei der Hodenentfernung eine Prothese eingesetzt bekommen, hatte ich zwischenzeitlich recherchiert. Ich fragte den Arzt, warum das bei mir nicht gemacht worden war.

»Das machen wir nie«, antwortete er. »Schließlich musste es schnell gehen, wegen der Gefahr, dass der Krebs streut. Und die Bestellung eines Implantats hätte gedauert.«

Ich überlegte, ob ich damit leben konnte, nur einen Hoden zwischen meinen Oberschenkeln zu spüren. Wenn nicht, würde ich nochmals aufgeschnitten werden. Und das wäre sicher nicht gratis gewesen.

»Die Operation selbst wird von der Krankenkassa bezahlt«, sagte der Arzt, »aber die Hodenprothese kostet 250 Euro.«

»Okay, und wie würde das ablaufen?«

»Also, wenn Sie es wünschen, bestellen wir ein Implantat und vereinbaren einen Operationstermin, wenn es geliefert wurde«, sagte er. »Dieser könnte frühestens in sechs Monaten sein, weil die operierte Region zuerst zur Ruhe kommen muss.«

Der Arzt überwies mich in ein anderes Spital, das sich um die weitere ärztliche Betreuung kümmern sollte, und ich wusste bereits in diesem Moment, dass ich mich kein zweites Mal da unten aufschneiden lassen würde – für eine Schönheitsoperation.

Der Weg zum Nachsorgespital spannte sich quer durch die Stadt. Ein Facharzt für Krebs sprach mit mir über meinen körperlichen Gesamtzustand und die Krebserkrankung im Detail.

»Sie können eine Einmalchemo machen«, sagte der Onkologe. »Dazu nehmen Sie eine einzige Tablette und reduzieren das Risiko eines Rückfalls von 15 auf 3 bis 4 Prozent.«

Risikoreduktion um drei Viertel. Das hörte sich gut an. Da jede Chemotherapie allerdings auch gesunde Zellen verändert, wäre das generelle Krebsrisiko, das von Haus aus bestünde, von etwa 5 auf 7 Prozent gestiegen.

»Oder Sie warten einfach ab, was passiert«, sagte er.

Die Alternative zur Chemotherapie war, nichts zu tun und in regelmäßigen Abständen Kontrolluntersuchungen durchzuführen, die sowieso in beiden Fällen am Plan standen.

Ich war mir sicher, dass ich zu den 85 Prozent der Hodenkrebspatienten gehörte, die keinen Rückfall erlitten. Wir entschieden uns für die Nachsorge nach dem Schema *Wait and See*, also die Überwachung im Drei-Monats-Rhythmus, weil der Arzt mir den Eindruck vermittelte, dass er Krebserkrankungen wie seine Westentasche kannte.

»Machen Sie sich keine Sorgen!«, sagte der Onkologe mit einem Lächeln. »Dieser Hodenkrebs ist, selbst wenn er wiederkommt, gut heilbar!«

## Ein neues Leben

Anfangs bereiteten mir die Nachsorgetermine Schwierigkeiten. Es fiel mir schwer, die Untersuchungsroutine zu verinnerlichen. Mir war, als müsste ich regelmäßig auf einem Amt meinen Führerschein verlängern.

Die onkologische Ambulanz war im Keller des Spitals untergebracht und die Wartezone erstreckte sich über sämtliche Gangbereiche, die Stühle drängten sich dicht an dicht. Eine kleine Wandöffnung mit Schiebefenster stellte den Anmeldeschalter dar. Unmittelbar davor hatte die Spitalverwaltung noch einige Vierergruppen mit Tischen hineingepfercht. Die dort sitzenden Patientinnen und Patienten konnten alles mithören, was jemand mit dem Personal besprach. Von Privatsphäre oder Datenschutz keine Spur.

Bei jedem Nachsorgetermin sah ich hinter dem Glas des Schalters ein neues Gesicht. Viele Worte tauschten wir nicht aus, ich kam mir wie ein Bittsteller vor. Ich bin mir gar nicht mehr sicher, ob man mir überhaupt in die Augen sah. Das Blut musste ich in einem selbstgewählten Labor bereits vor dem Termin untersuchen lassen und den Befund mitbringen.

»Ist das eine Kopie?«, fragte die Aufnahmeschwester, als ich ihr den Ausdruck gab.

»Nein«, antwortete ich.

»Aber wissen Sie denn nicht, dass Sie den Befund nicht von uns zurückbekommen?«

Das hatte mir niemand gesagt.

Ständig bekam ich nacheinander Informationspakete hingeschoben und hatte Not, mir alles zu merken, weil die einzelnen Untersuchungen in unterschiedlichen Gebäuden am Gelände stattfanden. Das Personal nahm an, ich wusste, wie der Nachsorgeprozess ablief. Oder sie dachten, ich war schon jahrelang Krebspatient und bereits hunderte Male dort gewesen. Vielleicht handelte es sich schlichtweg nur um Unfreundlichkeit.

Für mich war dieser Krebsnachsorgebetrieb jedenfalls gänzlich neu. Die einzige Information, die ich in Händen hielt, war ein A4-Blatt mit dem Dreijahresplan, den ich beim Erstgespräch bekommen hatte. Darauf stand festgeschrieben, welche Untersuchungen in welchem Zeitabstand stattfinden sollten. Eine weitere Einweisung für den Ablauf hatte ich nicht erhalten. Natürlich wusste ich, dass dies nicht Aufgabe des Arztes war, aber ich fragte mich, warum mir niemand vom Empfangsteam alles genauer erklärt hatte. Immer wieder erntete ich Kopfschütteln, wenn ich nicht wusste, welche Teiluntersuchung in welcher Reihenfolge, in welchem Raum, in welchem Trakt, in welchem Gebäude stattfand. Ich kam mir vor, als nahm mich das Personal nicht für voll.

Mit der Zeit lernte ich dazu, und nach dem dritten oder vierten Mal hatte ich den Dreh raus.

Der Krebs traf mich 2015 in einer Umbruchphase.

Ein Jahr zuvor, im Sommer 2014, kündigte mich mein Arbeitgeber nach fünfzehn Jahren Unternehmenszugehörigkeit. Wir laborierten seit Monaten an einer ausgewachsenen Umsatzkrise und da ich im Managementteam war, kannte ich die Zahlen. Ich hatte bereits Ausstiegsszenarien entwickelt und wollte sie mir während eines lange geplanten Urlaubs abschließend durch den Kopf gehen lassen, bevor ich sie meinem Chef vorschlug.

»Alex, könntest du bitte kurz zu uns in den Konferenzraum kommen?«, fragte er mich, als ich in der Cafeteria, einen Espresso in der Hand, das Treiben auf der Sterngasse beobachtete. Nachdem ich das Gesicht seines Partners im Besprechungsraum gesehen hatte, wusste ich sofort, was anstand.

Die Kündigung überraschte mich zwar, sie war aber aus Unternehmenssicht vollkommen nachvollziehbar, und neben mir wurden noch vier weitere Mitarbeiterinnen und Mitarbeiter gekündigt – insgesamt ein Viertel der Belegschaft. Wegen der langen Kündigungsfrist blieb ich als einziger der Gekündigten noch zwei Monate im Unternehmen, schloss meine Projekte ab, baute die Plusstunden ab und nahm zuletzt Resturlaub in Anspruch.

Mit der Abfertigung kaufte ich mir ein neues Rennrad und reiste für mehrere Monate herum: mit dem Kanu über die Mecklenburgische Seenplatte, zum Klettern in die Hochalpen nach Frankreich, mit einem Campervan von Deutschland nach Norwegen, hinauf zum Nordkap und über Finnland wieder zurück, in einen Spätsommerurlaub nach Spanien, sechs Wochen durch Neuseeland, zum Schifahren nach Salzburg, Vorarlberg und in die Schweiz sowie für einen einwöchigen Aufenthalt nach London.

Während der Reisen verfestigte sich der Wunsch, mich beruflich zu verändern. Ich hatte fünfzehn Jahre als Softwareentwickler, Projektmanager und Unternehmensberater gearbeitet und wollte weg von den Computern – raus aus dem Büro, hin zu den Menschen. Das fachliche Themenfeld, in dem ich mich befand, das Immobilienmanagement, interessierte mich schon einige Zeit nicht mehr.

Natürlich nutzte ich liebend gerne die Chance, in die Unternehmensberatung einzutauchen, aber nach dem Ausstieg aus dem Betrieb war mir wichtig, den Lebensunterhalt mit einer Arbeit zu verdienen, die meine Stärken unterstützt. Ich wollte mit einer selbst entwickelten Geschäftsidee eine eigene kleine Firma gründen.

Sechs Monate später, nach den Reisen, im Frühjahr 2015 wieder zurück in Wien, meldete ich mich beim Arbeitsmarktservice, dem österreichischen Arbeitsamt, und bewarb mich für deren Unternehmensgründungsprogramm. Dieses Förderprogramm ist quasi ein Sprungbrett zur Selbstständigkeit. Mit dem Rest der Abfindung aus der Unternehmensberatung absolvierte ich einen mehrtägigen Kurs zum sogenannten Profi-Barista. Ich hatte schon lange vor, meine Kaffeeliebe mit einer fundierten Basis zu untermauern, doch es war immer daran gescheitert, dass ich mir dafür Urlaub hätte nehmen müssen. Nun konnte ich endlich mehr über die Welt des Kaffees lernen, die so viel größer ist als die Wiener Kaffeehauskultur. Geschweige denn, dass der Kaffee in den meisten Cafés genießbar für mich war. Auch die Brühe, die aus der ach so teuren Kaffeemaschine im Büro floss, war derartig grauslich, dass ich sie nur noch wegen des Koffeins in einem Schluck hinunterkippte.

Erst als gegenüber eine winzige Kaffeebar mit angeschlossener Rösterei eröffnete und ich nach dem Mittagessen stets dort einen kleinen Espresso trank, blühten in mir neue Geschmacksknospen abseits von verbrannt und bitter auf. Ich entdeckte den sogenannten Specialty Coffee, der sortenrein angebaut, nachhaltig verarbeitet, direkt gehandelt, von Kleinproduzenten geröstet und frisch verkauft wird. Er ist also alles andere als die Massenware des Industriekaffees, den es in unseren Supermärkten zu kaufen gibt.

Nach dem Kurs las ich Bücher über Kaffee, Unternehmensgründung, Produktentwicklung, Marketing, vernetzte mich in der Wiener Kaffeebranche und arbeitete ein Geschäftskonzept für eine Onlinehandelsplattform für Spezialitätenkaffee aus.

Es war spannend, so viel Neues zu lernen. Die Arbeit am Konzept erfüllte mich. Ich besuchte Abendworkshops des Forums für Ein-Personen-Unternehmen der Österreichischen Wirtschaftskammer und stellte mich und die Idee bei der Wirtschaftsagentur vor. Diese Beratungsstelle der Stadt Wien bietet Workshops und Coachings für Unternehmensgründer an. Sofort stuften sie mein Konzept als förderungswürdig ein und ich erhielt Zugang zum umfangreichen Workshopkatalog.

Die Seminare halfen mir, die Idee zu reflektieren, sie anderen Menschen vorzustellen und das Konzept zu schärfen. Mit jedem Mal, bei dem ich über meine Geschäftsidee sprach, wurde das Bild klarer. Außerdem erhielt ich viel Lob. Meine Idee sei durchdacht und eine Teilnehmerin sagte sogar nach einer Partnerübung, bei der wir ihre Idee auf einem Poster visualisierten: »Du hast mir so gut geholfen, wie noch niemand zuvor. Sicher wärst du auch ein guter Unternehmensberater.« Wir lachten, als ich erzählte, dass das mein voriger Job war.

Das schürte zugleich Zweifel. War ich auf dem richtigen Weg? Wäre ich im altbekannten Geschäftsfeld besser aufgehoben als in einer neuen Branche? Sollte ich wieder ein Angestelltenverhältnis eingehen?

Außerdem nagte an mir, dass ich keine Erwerbsarbeit hatte und, da ich beim Arbeitsmarktservice gemeldet war, als Arbeitsloser dastand – einer, der nicht arbeitet und dem Staat auf der Tasche liegt. In den Workshops und meinem Freundeskreis spürte ich Rückenwind, Aufbruchsgeist und Unterstützung, aber im Bekanntenkreis und meiner Familie hörte ich immer öfter:»Und, hast du schon einen Job?«

»Nein, ich arbeite an einer Geschäftsidee«, antwortete ich in solchen Fällen, und wenn ich unverstanden angeblickt wurde, ergänzte ich:»Ich mache mich selbstständig.«

Das verstanden die Menschen, aber ich spürte dennoch, dass ich zu einem gewissen Grad als Sozialschmarotzer angesehen wurde. Wenn sich nach dem morgendlichen Klettertraining die anderen ins Büro stressten, besuchte ich ein neu eröffnetes Café. Wenn andere tagsüber von Termin zu Termin hetzten, fuhr ich mit dem Fahrrad auf die Donauinsel, las Fachbücher und erfrischte mich in der Donau. Wenn anderen für ihren Arbeitseinsatz Geld aufs Konto überwiesen wurde, erhielt ich finanzielle Unterstützung für mein Sinnieren. Sobald ich jemanden außerhalb der Gründerszene kennenlernte, fürchtete ich die Frage:»Und welchen Beruf hast du?« Ich überlegte genau, wem ich erzählte, dass ich an einem Unternehmenskonzept arbeitete oder erklärte, dass ich Projektmanager in Schaffenspause war. In meinen Antworten klaffte ein Graben zwischen Zukunft und Vergangenheit, zwischen Selbstständigkeit und Angestelltentum. Diesen füllte ich mit der Liebe zum Kaffee.

Im Sommer 2015 wurde zuerst der Hodenkrebs diagnostiziert und dann wurde mir klar, dass es zu früh für eine Gründung war. Fast alle, die sich in Wien und im angrenzenden Raum mit Spezialitätenkaffee befassten, blickten auf umfangreiche Erfahrung an der Espressomaschine zurück oder standen immer noch hinter der Bar. Ich wollte also auch erst eigene Praxis in der Kaffeebranche sammeln, bevor ich mich selbstständig machte. Daher bewarb ich mich in einigen Cafés.

Eine Woche nach der Operation besuchte ich einen Workshop mit dem Titel »Mein unternehmerisches Ich«, in dem wir unsere persönlichen Werte denen unseres Unternehmens, beziehungsweise der Unternehmensidee, gegenüberstellten. An jenem Abend erkannte ich, dass ich mit dem aktuellen Geschäftskonzept doch nicht auf dem richtigen Weg war. Wenn ich über das Internet Kaffeebohnen verkaufte, hätte ich nicht primär mit Menschen zu tun und wäre wieder bei den Computern gelandet.

»Das kannst du doch nicht machen, dass du den Businessplan jetzt wegschmeißt«, sagte Niko, als ich ihm davon erzählte. »Du hast doch schon so lange daran gearbeitet.«

»Ich werfe ihn nicht weg«, sagte ich. »Ich löse die Idee mit den Kaffeeverkostungen heraus und konzentriere mich darauf, was mir am Herzen liegt: nämlich die Menschen für guten Kaffee zu begeistern.«

Im Konzept hatte ich bereits entsprechende Schulungen eingeplant, allerdings ausschließlich als Marketinginstrument für den Bohnenverkauf auf der Onlineplattform.

In der Zwischenzeit teilte mir das Arbeitsmarktservice einen neuen Berater zu, der mit meiner Geschäftsidee gar nichts anzufangen wusste.

»Sie müssen sich bei Firmen bewerben«, sagte er, als er in meiner Akte keine einzige Jobbewerbung fand.

Ich sah ihn verdutzt an.

»Mit Ihrer Kollegin habe ich vereinbart, dass ich das Unternehmensgründungsprogramm absolvieren werde«, sagte ich.

»Trotzdem müssen Sie fünf Bewerbungen pro Woche abschicken.« Er drückte mir einen Zettel in die Hand, auf dem ich die Jobbewerbungen dokumentieren sollte.

»Kann ich das auch elektronisch machen?«

»Damit kenne ich mich nicht aus«, antwortete er.

Ich schüttelte den Kopf und faltete das Papier.

»Hier steht, dass Sie Projektmanager sind.« Er klickte am Computer herum und erhielt eine Liste mit zwei Jobs, die zu mir passen sollten. »Prozessmanager bei einem Großkonzern, Transportbranche«, sagte er.

»Ich denke nicht, dass das passt«, sagte ich. Das hatte nur am Rande mit Projektmanagement zu tun.

»Okay, Key Account Manager in einem Industriekonzern«, erwiderte er, um mir die zweite Stelle schmackhaft zu machen.

Ein Verkäuferjob? Industriekonzern? Ich zweifelte an seiner Qualifikation, Menschen am heutigen Arbeitsmarkt Jobs vermitteln zu können, wenn er mir ernsthaft solche Positionen vorschlug. Er bestand darauf, dass ich trotz der Vereinbarung mit seiner Vorgängerin meine Arbeitskraft anbot. Zum Glück bewarb ich mich bereits bei einigen Cafés, füllte daheim das entsprechende Onlineformular aus und schrieb ihm eine Woche später über deren Jobportal eine Nachricht: »Wie von Ihnen gewünscht, habe ich die Liste mit den Bewerbungen ausgefüllt.«

Ich wurde zu einigen Vorstellungsgesprächen geladen und redete neben anderen mit einem freundlichen Ehepaar, das eine Rösterei mit angeschlossenem Café führte, mit einem jungen Hipster-Kaffeehausbesitzer und schließlich mit Christian, dem Eigentümer einer kleinen Espressobar, in der er seine eigenen Kaffeebohnen verkaufte.

Im sonnigen Schanigarten des Lokals saßen wir an einem schmalen Tisch. Wie alle anderen bemerkte auch er sofort:

»Du hast leider keine Erfahrung als Barista.«

»Ich habe die Vienna School of Coffee absolviert«, sagte ich.

»Und als Verkäufer hast du auch keine Erfahrung.«

In meiner bisherigen Berufslaufbahn war ich in unzählige Verkaufsprozesse involviert gewesen, doch es ist etwas anderes, ein IT-Projekt für einen Konzern an Land zu ziehen, als ein Päckchen Kaffee im Einzelhandel zu verkaufen.

»Das traue ich mir zu«, erwiderte ich.

»Gut, ich vertraue dir«, sagte er. »Wann kannst du anfangen?«

Währenddessen lief parallel meine Bewerbung für das Unternehmensgründungsprogramm beim Arbeitsmarktservice. Kurz nach dem Bewerbungsgespräch in der Espressobar rief die Beraterin an.

»Herr Greiner, Sie sind ins Programm aufgenommen, kommen Sie bitte zur Vertragsunterzeichnung vorbei.«

Ich freute mich, doch hatte ich mittlerweile einen anderen Weg eingeschlagen.

»Vielen Dank, aber ich werde zuerst noch Erfahrung an der Kaffeemaschine sammeln, bevor ich mit der Unternehmensgründung beginne.«

Einen Monat nach der Operation des Hodentumors und ein Jahr nach dem Ausscheiden aus der Unternehmensberatung sperrte ich an vier Tagen pro Woche die Espressobar am Morgen auf und am Abend zu. Ich bediente unzählige Kundinnen und Kunden, von denen einige zu Freundinnen und Freunden wurden und bereute nie, dass ich es mir nach der Kündigung gut gehen hatte lassen. Das Leben war schlagartig so viel reicher geworden. Ich wollte es genießen, und zwar jetzt, denn ich wusste nicht, was morgen geschehen würde. Mir war zu diesem Zeitpunkt gar nicht bewusst, dass ich erfolgreich am Verdrängen war.

Nur der engste Kreis wusste von der Krebserkrankung. Sonst erzählte ich niemandem davon. Die Nachsorgeuntersuchungen verheimlichte ich. »Ich habe einen Arzttermin«, sagte ich zu Christian, aber nicht mehr, und er fragte nicht nach, warum ich so oft untersucht wurde. Das rechnete ich ihm hoch an. Es war mir ein Graus, mich zu offenbaren. Ich schämte mich sogar dafür, an Krebs erkrankt zu sein – welch ein Schwächezeugnis des Körpers. Ich hatte eine schwere Krankheit, fühlte mich aber vollkommen gesund. Niemand sah mir an, dass ein Tumor aus meinem Körper geschnitten worden war. Sollte ich mich nun anders verhalten? Noch besser auf mich achtgeben? Mir eingestehen, dass ich doch nicht stark war? Ich erhielt zum ersten Mal einen Vorgeschmack auf die immense Bandbreite von Gesundsein bis Kranksein, die ich erst später in vollem Umfang erkunden würde.

Die Espressobar brachte Ablenkung. Ich lernte. Wie extrahiere ich den perfekten Espresso? Wie schäume ich die Milch zur optimalen Konsistenz? Wie gieße ich Muster in den Milchschaum? Wie bediene ich Gäste am besten? Wie berate ich beim Bohnenverkauf am gewinnbringendsten? Wie treibe ich Zusatzverkäufe in die Höhe? Wie maximiere ich das Trinkgeld? Christian ließ mir von Beginn an relativ freie Hand und ich konnte an seiner Gastronomie- und Verkaufserfahrung andocken. Ich wiederum punktete mit meiner genauen Arbeitsweise.

»Alexander, der Mann, mit dem die Ordnung in die Espressobar einkehrt«, sagte er, als ich einige Arbeitsabläufe vereinfachte und er sah, dass die Kassa immer stimmte.

Anfangs hatte ich vor, nur ein halbes Jahr zu bleiben und nebenbei die selbstständige Tätigkeit vorzubereiten. Da es aber auch anstrengend war, einen ganzen Tag in der Bar zu stehen, hatte ich abends nicht mehr die Ressourcen, an meinem Plan zu arbeiten. Außerdem genoss ich es, drei Tage Wochenende zu haben. Die Zeit war trotzdem nicht umsonst. Ich reicherte in Windeseile Erfahrung im Umgang mit Kaffee in vielerlei Hinsicht an: Zubereitung, Verkauf, Cafébetrieb und Sensorik, also die Bewertung von Kaffeebohnen und Kaffeegetränken in Hinblick auf Geruch und Geschmack. Und ich lernte im Nu, welche Vor- und Nachteile es hat, in der Gastronomie beschäftigt zu sein.

Weil mir die Arbeit Spaß bereitete, verlängerte ich um ein weiteres halbes Jahr. Es erschien mir sinnvoll, Erfahrung in allen vier Saisonen zu sammeln. Außerdem hatte ich begonnen, die Bohnenqualität zu kontrollieren, damit Christian seiner Rösterei in Italien sagen konnte, was sie am Röstprozess ändern sollten. Um mich auch außerhalb des Betriebs weiterzubilden, besuchte ich die World of Coffee, die jährliche internationale Fachmesse für Kaffee, damals in Dublin, und ein Sensorikseminar der Barista Guild of Europe in Estland. Ich übernahm die Betreuung des Facebook-Auftritts und fertigte Produktfotos für Social-Media-Beiträge an.

Im August 2016, ein Jahr nach der Operation, trafen mich während des Urlaubs schlagartig gewaltige Schmerzen in der rechten Schulter. Ich erinnere mich, dass ich mit meinem neuen Mitbewohner Stephan in dessen Auto saß, auf dem Weg zur Nordsee. Im Frühjahr hatte ich mit ihm und unserer gemeinsamen Freundin Iris eine neue Wohngemeinschaft gegründet. Kurz bevor wir in Ostfriesland ans Meer gelangten, fuhr ein Stich durch meinen Körper, als hätte mich eine Stricknadel knapp unter dem Schlüsselbein durchbohrt.

Beim Abendessen konnte ich das Glas nicht zum Mund führen, ohne Wasser zu verschütten. Ich hatte zwar genügend Kraft, es zu greifen und zu halten, doch sobald ich es hochhob, zuckte mein Arm im Rhythmus des Pulses. In der Nacht pochte der Schmerz so heftig, dass ich die meiste Zeit wach lag. Normalerweise schlief ich seitlich, aber das formte den pulsierenden nur zu einem kontinuierlichen Schmerz. Ich legte mich auf den Rücken und versuchte, für den Unterarm eine möglichst schmerzfreie Position auf meinem Bauch zu finden, die den Oberarm entlastete. In der Früh war mir, als hätte ich nur eine Stunde geschlafen und auch tagsüber und in der darauffolgenden Nacht hatte ich schreckliche Schmerzen. Ich hatte keine Lust, mir dort oben am Ende Deutschlands einen Arzt zu suchen. Schließlich hatte ich Urlaub. Also hielt ich durch: Zähne zusammenbeißen, *der Indianer kennt keinen Schmerz.*

Nach zwei Tagen war alles wieder vorbei.

Die Ursache der Schmerzen war mir schleierhaft. Ich hatte mich zuvor nicht verletzt und vermutete, dass der Arm von der Arbeit überlastet war. Kaffeezubereitung an der Espressomaschine ist eine manuelle Tätigkeit, und unmittelbar vor der Reise hatte ich einige Wochen viele zusätzliche Dienste in der Espressobar absolviert.

»Du bist ja ganz schön drahtig geworden!«, sagte Christian, als ich nach dem Urlaub wieder in die Bar zurückkehrte. »Hast du jetzt statt 2,5 nur noch 2 Prozent Körperfettgehalt?«, ergänzte er und zwinkerte.

Christian war nie um Scherze verlegen und es traf mich nicht, dass er mich zu schlank fand. Hatte ich weniger Gewicht, war ich beim Klettern flinker in der Wand.

Für die nächste Nachsorgeuntersuchung im Herbst 2016 hatte ich wieder einen Blutbefund anfertigen lassen. Zu meinem Entsetzen stellte ich fest, dass die Tumormarker Beta-hCG und hPLAP gestiegen waren.

Beta-hCG ist ein Teil eines Hormons, das normalerweise von der Plazenta produziert wird, wenn die Frau schwanger ist. Beim Mann dient dieses Protein zum Nachweis diverser Tumore. Auch das Isoenzym hPLAP, die humane plazentare alkalische Phosphatase, wird normalerweise von der Plazenta in der Schwangerschaft produziert. Bei 50 bis 90 Prozent der männlichen Patienten ist es allerdings ein Hinweis auf ein Seminom.

Beide Marker befanden sich zwar unterhalb der Obergrenze, aber waren gegenüber dem Niveau vom Sommer auf das Doppelte gesprungen. Da mein Onkologe das Spital mittlerweile verlassen hatte, wurde ich von einem neuen Arzt betreut. Dieser sah den Anstieg gelassen:

»Solange die Werte im Limit sind, müssen wir nichts tun.«

Ich war verunsichert, erzählte von den Schulterschmerzen und merkte, wie sie ihn nur minder zu interessieren schienen.

»Haben Sie jetzt auch Schmerzen?«, fragte er.

Mir war klar, dass ich mit dem nächsten Satz das Gespräch selbst beenden würde.

»Nein, aber sie kamen nach einigen Wochen wieder. Nicht so stark wie beim ersten Mal, aber trotzdem deutlich.«

Hätte ich lügen sollen? Ihm akute Schmerzen vorgaukeln?

»Na ja, dann lassen Sie das halt mal anschauen«, sagte er und trug in meiner Ambulanzkarte den nächsten Termin ein. Später erfuhr ich, dass er die Schmerzen nicht in der Patientenakte dokumentiert hatte. Dort stand nur: »Es geht gut.«

Die Empfehlung des zweiten Onkologen war mir zu unspezifisch: *Mal anschauen lassen.* Ich hatte keine Lust auf weitere Arzttermine. Alle drei Monate zur Nachsorgeuntersuchung zu gehen, reichte mir vollkommen. Die orthopädischen Ordinationen in Wien waren immer gut gebucht, ich hätte wohl erst in einigen Wochen einen Termin bekommen. Und wenn die Schmerzen beim Arzttermin dann wieder weg waren?

Die Abstände zwischen den wiederkehrenden Schmerzen verkürzten sich. Erst lagen mehrere Wochen dazwischen, später nur noch zehn bis vierzehn Tage. Bei der Nachsorgeuntersuchung Anfang Jänner 2017 waren die Tumormarker abermals angestiegen, aber nach wie vor im Limit. Da das den zweiten Onkologen nicht verunsicherte, bemühte ich mich ebenfalls um Gelassenheit.

Mittlerweile hatte ich in der Espressobar geschätzte 20.000 Kaffees aus der Espressomaschine gezogen und unzählige Packungen Kaffeebohnen verkauft. Da ich mich beruflich weiterentwickeln wollte, schlug ich Christian vor, mich weiter in Social Media und Qualitätssicherung zu vertiefen sowie in andere Unternehmensbereiche wie Marketing und Vertrieb vorzustoßen, was ihn aber wenig begeisterte.

»Ich bin an einem neuen Standort dran«, sagte er. »Du könntest dort Shop Manager werden und quasi dein eigenes Geschäft haben.«

Die Aussicht, noch länger hinter der Bar zu stehen, fand ich wiederum wenig erquicklich. Nicht, dass der falsche Eindruck entsteht: Ich genoss die Zeit an der Kaffeemaschine sehr, aber es war nun einmal eine stressige Arbeit.

»Dann werde ich die Firma verlassen«, sagte ich. »Vielleicht können wir uns auf eine einvernehmliche Auflösung einigen?«

Wir gaben uns die Hand drauf.

Ich erinnere mich, dass ich auf der Couch saß, eine Tasse frisch gebrühten Kaffee in der Hand, und auf eine weiße Doppelseite des Notizbuchs starrte. »Was will ich?«, schrieb ich in die Mitte und zeichnete rundherum Kreise mit Wünschen und Bedürfnissen. Dabei realisierte ich, dass mich nicht nur meine berufliche Zukunft beschäftigte. Ich wollte endlich den weißen Fleck auf der Landkarte meines Lebens füllen und meinen leiblichen Vater suchen.

Es war nicht das erste Mal, dass ich dieses Bedürfnis hatte. Nach der initialen Krebsdiagnose, im Juli 2015, wollte ich ihn bereits ausfindig machen. Ich fühlte mich wurzellos und kümmerte mich sofort darum, als ich aus dem Spital entlassen wurde. Da es nach einigen Anläufen nicht so klappte, wie ich es mir vorstellte, wurde mir die Sache schnell zu kompliziert. Ich hatte zu jener Zeit noch einen ausgeprägten Hang zur Ungeduld. Also legte ich die Vatersuche damals auf Eis.

In der neu gewonnenen Freizeit nach dem Baristajob begann ich erneut an der Unternehmensgründung zu arbeiten. Ich zog den zwei Jahre alten Businessplan aus der Schublade und bewarb mich abermals für das Unternehmensgründungsprogramm des Arbeitmarktservice. Und ich wollte meinen Erzeuger finden und kennenlernen, jetzt definitiv.

## Vatersuche

Alles, was ich über meinen leiblichen Vater wusste, war, dass er Kroate war und ich mehr oder weniger das Ergebnis eines Urlaubsflirts. Warum kannte ich ihn nicht? Wie war er? Warum hatte Mama ihn mir vorenthalten?

»Er war Rezeptionist in dem Hotel, in dem wir damals unseren Sommerurlaub verbrachten«, erzählte sie 2013, als ich das erste Mal mit ihr über ihn sprach.

Sie lernten sich kennen, schrieben sich regelmäßig Briefe und telefonierten hin und wieder. Im darauffolgenden Jahr trafen sie sich nochmals während des Familienurlaubs. Ihr schmeichelte, wie er sie umwarb. Im dritten Jahr besuchte sie ihn allein in Kroatien. Ich wurde gezeugt. Sie schrieb ihm von der Schwangerschaft und dass er der Vater war, wovon er aber nichts wissen wollte. Einige weitere Briefe folgten, doch kurz darauf beendete sie den Kontakt.

»Wir schaffen das gemeinsam«, soll mein Opa damals gesagt haben, obwohl er anfangs nicht erfreut war. Nicht nur er, die ganze Verwandtschaft war schockiert. Mama war erst achtzehn, gerade im Maturajahrgang und trug das uneheliche Kind eines Kroaten im Leib. Trotzdem zog ihre Familie an einem Strang. Wenn ich versuche, mich in die damalige Zeit hineinzuversetzen, also das Ende der 1970er-Jahre, bin ich heute unermesslich dankbar, dass sie hinter Mama standen, sie nicht alleine ließen. Sie alle haben ermöglicht, dass ich nun diese Zeilen schreiben kann.

Während der Schwangerschaft büffelte meine Mutter für die Reifeprüfung und absolvierte sie nach meiner Geburt erfolgreich. Ursprünglich hatte sie geplant, die Universität zu besuchen, Medizin zu studieren, doch das konnte sie sich als Jungmama nun nicht mehr leisten. Stattdessen besuchte sie einige Kurse des WIFI, des Wirtschaftsförderungsinstituts der Wirtschaftskammer. Der jüngste Zuhörer im Vorlesungssaal war ich – eine Attraktion für ihre Kolleginnen und Kollegen. Wenig später nahm sie einen Job in der Wiener Niederlassung eines US-amerikanischen Elektronikkonzerns an. Ich erinnere mich noch gut an das mit steinzeitlichen Programmcodes bedruckte Endlospapier, das sie mir aus der Firma mitbrachte. In langen Bahnen bekritzelte ich es mit bunten Farbstiften.

Die Fotos in meinem Kinderalbum bringen mir wundervolle erste Jahre in Erinnerung. Als ich vier Jahre alt war, zogen Mama und ich aus der Wohnung ihrer Eltern aus, weil sie endgültig zu eng geworden war. Über einen Zulieferer des Elektronikkonzerns, in dem Mama arbeitete, lernte sie meinen Stiefvater kennen. Ich erinnere mich gut, dass er sich bei seinen Besuchen liebevoll mit mir beschäftigte. Er kam auf Augenhöhe und spielte am Boden mit mir und den Spielzeugautos,

Puzzles und Lego-Bausteinen. Bevor ich mit sechs Jahren in die Schule kam, zogen wir zu ihm ins Mostviertel. Ich freute mich sehr, endlich einen Vater zu haben.

Nach dem Umzug aufs Land zeigte er sich allerdings von einer gänzlich anderen Seite. Sowohl psychisch als auch physisch zwang er uns seinen oft nicht nachvollziehbaren Willen auf. Wir lebten täglich mit seiner wechselhaften Stimmung und den unvorhersehbaren Gewaltausbrüchen. Alkohol war ein ständiger Begleiter dieser Zügellosigkeit. Ich hatte mir einen Vater gewünscht und einen Tyrannen bekommen.

Die meiste Zeit meines Lebens war unser Verhältnis daraufhin von gegenseitigem Meiden geprägt. Mama mutierte zum Sprachrohr der nicht vermeidbaren Botschaften zueinander. Wir scheuten Augenkontakt, direkte Ansprache kam so gut wie nie vor und körperlicher Kontakt trat nur in Form von Schlägen auf. Mir fehlten eine einfühlsame Vaterfigur und ein männliches Vorbild mit Haltung.

Als ich 2013 mit Mama über meinen leiblichen Vater sprach, nannte sie mir seinen Namen, den früheren Wohnort und das Geburtsdatum. Er war damals einundzwanzig gewesen. Aus einem vergilbten Umschlag zog sie drei Schwarz-Weiß-Fotos.

Eines zeigte ihn in einer dicken Jacke vor einer Hausmauer, das zweite war ein Porträt, vielleicht noch aus der Schule. Auf dem dritten Foto sah ich einen groß gewachsenen, jungen Mann vor einem Wasserfall. Auf dem sichtbar gestellten Foto blickte er gelassen in die Kamera, den Mund zu einer geraden Linie geschlossen und den Mundwinkel leicht nach oben gezogen, wie ich es manchmal mache. Sein Haar wirkte sehr dunkel und war voluminös geschnitten zu einer Art Bob-Frisur mit buschigen Koteletten, was auf dem Foto aussah, als hätte er einen Helm auf. Am karierten Hemd mit hohem Kragen hatte er die ersten beiden Knöpfe geöffnet. Es spannte an der Brust und lag am Bauch glatt auf. Die eng geschnittene Jeans wurde an den Beinen immer weiter, fast wie eine Glockenhose. Die flachen Herrenschuhe blitzten im Sonnenlicht.

Er trug eine körperbetonte Weste mit abstraktem Wellenmuster, Zippverschluss und eng anliegenden Ärmeln und ballte die Hände sachte zu Fäusten. Unsicher wirkte er auf mich, aber sehr freundlich, er würde trotz seiner Kraft niemandem etwas zuleide tun.

»Hast du die Briefe noch?«, fragte ich.

»Ja, aber die darfst du nicht lesen«, sagte sie. »Ich habe sie auch nicht nochmals gelesen.«

Das hatte ich gar nicht vor. Es interessierte mich nur, was sie fühlte, wenn sie sie wieder gelesen hätte, und was sie mir dann erzählt hätte. Hatte sie ihn geliebt? Was hatte sie an ihm gemocht? Was machte es mit ihr, als sie den Kontakt abbrachen?

»Als ich ihm geschrieben habe, dass ich schwanger bin, hat er gefragt, ob ich das Kind wirklich bekommen will«, erzählte sie.

Es stand für meine Mutter aber nie zur Debatte, die Schwangerschaft abzubrechen.

»Er hat dann noch weitergeschrieben, aber ich habe nicht mehr geantwortet.«

Ich glaube, dass das unserer Familie recht war. Es herrschte Verunsicherung, wie die Beziehung überhaupt hätte weitergehen können.

»Wir lassen uns das Kind sicher nicht wegnehmen«, soll meine Uroma damals gesagt haben. Kroatien gehörte zu jener Zeit zu Jugoslawien, das eine Diktatur war.

»Als du zehn oder elf warst, habe ich dich gefragt, ob du wissen willst, wer dein Vater ist, und ob du ein Foto sehen möchtest«, sagte Mama. »Du hast aber entschieden gesagt, dass dich das nicht interessiert.«

Das überraschte mich. Mir fehlte eine Erinnerung daran, dass wir dieses Thema jemals zuvor besprochen hatten. Im Nachhinein erkläre ich es mir so, dass ich nach dem Verhalten meines Stiefvaters mit dem Vaterthema abgeschlossen hatte. Die erste Dekade meines Lebens hatte ich ohne funktionierende Vaterbeziehung hinter mich gebracht, und vielleicht dachte ich damals, dass ich nun keinen Vater mehr brauchte.

Ansprüche hatte ich keine an meinen leiblichen Vater, ich wollte nicht die Familie erweitern, es ging mir nur darum, ihn kennenzulernen. Wer war er? Was machte ihn aus? In der Geburtsurkunde klaffte eine Lücke an der Stelle, wo üblicherweise die Daten des Vaters standen. Auf dem Papier, wie auch im richtigen Leben, war ich vaterlos.

Was war aus dem biologischen Vater geworden? Warum hatte er sich nicht mehr gemeldet? Ich hatte ihm nichts vorzuwerfen. Ich war nur an seiner Geschichte interessiert. Was bewegte ihn? Wo gehörte er hin? Mir fehlte das Heimatgefühl. Ich hatte in meiner Kindheit so viele Bezugsorte kennengelernt, dass ich nicht wusste, wo ich daheim war. Warum war ich nicht verwurzelt, wie andere Menschen? Wie sah der Ort aus, zu dem eine unsichtbare Nabelschnur verlief, die mich mit dem leiblichen Vater verband? Ich fragte mich, was ich von ihm in mir trug. Die Krebserkrankung verdeutlichte mir, dass ich nur die Hälfte meiner Gene zurückzuverfolgen vermochte. Welche Ähnlichkeiten gab es? Mit welchen genetischen Vorbelastungen hatte ich zu rechnen?

Ich war erwartungsfrei. Schon so lange hatte ich mich ohne Vater arrangiert und er konnte mir nach dieser langen Zeit sowieso kein Vater mehr sein. Sofern er überhaupt noch lebte. Schließlich hatte es zwischenzeitlich einen Krieg am Balkan gegeben. Ich war offen für jeden Ausgang und konnte auch damit leben, wenn ich ihn nicht fand. Doch ich wollte es zumindest versuchen. Ich wollte etwas über meinen Vater erzählen können.

Mit den Eckdaten zu seiner Person, die Mama mir gegeben hatte, machte ich mich auf die Suche. Da die Ergebnislisten sämtlicher Suchmaschinen keinen Hinweis boten, musste ich professionelle Hilfe einschalten.

Ich schrieb die kroatische Botschaft in Wien an. Vielleicht konnten sie einen Melderegisterauszug besorgen oder wussten sonstige Anlaufstellen. Doch sie wimmelten mich ab.

Also probierte ich es über die österreichische Vertretung in Zagreb. Auch dort konnte mir niemand weiterhelfen. Das Konsulat empfahl mir allerdings dessen sogenannten Vertrauensanwalt, welcher mich abermals weiterverwies.

»Es empfiehlt sich die Zuziehung eines ortsansässigen Rechtsanwaltes«, schrieb er mir und übermittelte die Kontaktdaten einer entsprechenden Kanzlei.

Anfang 2017 rief ich in jenem Anwaltsbüro an. Der Sekretärin, die nur Kroatisch und einige wenige Worte Englisch sprach, versuchte ich klarzumachen, was mein Anliegen war. Die Verbindung brach mehrmals ab, also probierte ich es weiter. Beim dritten Anlauf verband sie mich mit einer Anwältin, die des Englischen mächtig war. Ich erzählte Nataša meine Geschichte und fragte, ob sie mir helfen könne. Sofort sagte sie: »I'll help you!«

Innerhalb einer Woche forschte sie einige Männer aus, nannte mir ihr Honorar und sendete mir eine Vollmacht, damit sie weitere behördliche Erkundungen einholen durfte. Acht Tage später, Mitte Jänner, schrieb sie mir: »Your father is still alive.«

Während ich ihr E-Mail am Handy las, war ich am Weg zur Espressobar. Die Wintersonne warf ein Geflecht aus Licht und Schatten durch die dürren Äste der Bäume auf das Display. Als hätte mir jemand ein fehlendes und soeben wiedergefundenes Puzzlestück in den Rücken eingesetzt, schien ich um einige Zentimeter gewachsen zu sein. Am Tag des letzten Diensts als Barista war gewiss, dass mein Erzeuger gefunden war. Es besuchten mich so viele Stammkunden zum Abschied, dass mein Rucksack vor Geschenken platzte. Das größte Geschenk war aber, dass mein leiblicher Vater lebte.

Nun musste ich überlegen, wie wir den Erstkontakt gestalteten. Nataša empfahl, dass ich mir Hilfe für diese Entscheidung suchte.

»Frag doch beim Amt nach deiner Akte«, schlug Onkel Martin vor. Er ist Sozialarbeiter.

Da ich als außereheliches Kind geboren wurde, war 1980 das Jugendamt mein Vormund, ein heute unvorstellbarer Gedanke. Ich rief also beim Wiener Amt für Jugend und Familie an und bat eine sehr freundliche Sozialarbeiterin, Elisabeth Lenisch, meine Akte zu suchen.

Eine Woche später erhielt ich ihren Rückruf: »Ich habe Ihre Akte gefunden und werde sie Ihnen schicken.«

»Können Sie mich auch dabei unterstützen, meinen Vater zu suchen?«, fragte ich.

»Leider, das machen wir nur für Minderjährige. Und wir schreiben immer nur Briefe.«

Ich wünschte mir aber eine persönliche Kontaktaufnahme.

»Kommen Sie doch zu einem Gespräch vorbei und ich gebe Ihnen ein paar Tipps«, bot sie an.

Die Wiener Kinder- und Jugendhilfe ist in einem Betonbau der 1970er-Jahre untergebracht. Die niedrige Decke im Foyer drückte den Raum. Lenisch geleitete mich durch einen muffigen Gang in ihr Büro mit einem kleinen Besprechungstisch.

Sie erklärte mir einige Vermerke in der Akte und die damalige Vorgehensweise sowie die Wege zur Vaterschaftsanerkennung und Abstammungsfestlegung.

»Er wird sich sicher fragen, warum Sie ihn erst jetzt suchen. Und warum Sie eine Anwältin betraut haben«, sagte sie. »Setzen Sie nicht zu hohe Hoffnungen in die Kontaktaufnahme.«

Sie empfahl mir, am besten einen Brief zu schreiben.

»Erst wenn Sie darauf keine Antwort erhalten, würde ich die Anwältin einschalten.«

»Stellen Sie sich vor, wie es wäre, wenn er in Ihrer Geburtsurkunde stehen würde«, sagte Lenisch am Ende des Gesprächs, »nur so als Gedankenspiel. Wie würde sich das anfühlen?«

Diese Frage fand ich interessant. Als ich vor dem inneren Auge die freien Zeilen auf meiner Geburtsurkunde mit seinen Daten füllte, wärmte sich die Magengrube. Ich spürte das Puzzlestück wieder im Rücken. Die zweite Hälfte meiner Herkunft wäre bestimmt, die Wurzeln liefen nicht mehr ins Nebulöse.

Die Leere war weg, die Unklarheit aus der Welt. Der Gedanke zauberte mir ein Lächeln auf die Lippen, das allerdings nur ein paar Sekunden hielt. Mir wurde klar, dass ich meine Geburtsurkunde gar nicht ändern wollte, nicht einmal in Gedanken. Es ging mir doch nur darum, ihn kennenzulernen, ihm die Hand zu schütteln, seine Stimme zu hören, ein Gefühl für ihn zu bekommen. Ein ganzes Leben war ich mit nur einem Elternteil ausgekommen, wie sollte er jetzt einen derart gigantischen Hohlraum ausfüllen können? Ich wollte ihn einfach nur sehen.

Beim wöchentlichen Klettertraining war ich drauf und dran, den Schwierigkeitsgrad 6c zu knacken. Wenn meine Kurskolleginnen und -kollegen bei einer Boulderroute nicht mehr weiterwussten, riefen sie: »Alex, zeig uns, wie diese Stelle geht«, und ich löste das Problem. Ich fühlte mich wie Spiderman.

In der dritten Jännerwoche hatte ich nach der Trainingseinheit überraschend so starken Muskelkater im rechten Bizeps, dass ich dachte, mir beim Überhangklettern etwas verletzt zu haben. Wenige Tage später waren die Schmerzen verschwunden, doch in der darauffolgenden Woche stach es wieder im Muskel, als ich die schwierigen Routen durchstieg. Es hatte keinen Sinn: Sobald ich auch nur den kürzesten Zug im Überhang kletterte, schmerzte der Arm.

Ende Jänner setzte ich das Klettern komplett aus, da der Arm sogar vor dem Training noch von der Vorwoche schmerzte.

Um neuerlich ins Unternehmensgründungsprogramm aufgenommen zu werden, besuchte ich den obligatorischen Infotag. Ich kannte die Prozedur bereits von meinem ersten Anlauf und stellte der anwesenden Beraterin die Geschäftsidee vor. Insgeheim rechnete ich damit, bereits vor Oktober zu gründen. Das Konzept lag fertig vor mir, es musste nur umgesetzt werden.

Stets feinfühlig, wie mein Mitbewohner Stephan war und ist, sah er meinen Kopf qualmen auf Grund meiner beruflichen Situation, der Vatersuche und der Schmerzen. Er hielt mir eine rote Spruchkarte vor die Nase. Auf ihr stand: »Fahr mit mir in den Süden!«

»Triest?«, sagte ich.

»Let's do it«, antwortete er.

Anfang Februar stiegen wir ins Auto und gönnten uns einen Tapetenwechsel. Mit Spaziergängen und Aufenthalten in Kaffeehäusern und Bars sogen wir das Flair der Adriametropole in uns auf. Stephan las viel und arbeitete an beruflichen Themen, während ich den Brief an meinen Erzeuger verfasste.

Es lief fantastisch. Jedes Mal, wenn ein Textabschnitt vollendet war, wechselten wir das Lokal, tranken in der Sonne Espresso oder Aperol-Spritz oder beides nacheinander und genossen das köstliche Barfood. Zu jeder Getränkebestellung wurden unverlangt Oliven und Minitramezzini dazugestellt. Italienisches Lebensgefühl, par excellence.

In der Nacht zum dritten Tag schlief ich nur knapp fünf Stunden. Die restliche Zeit raubten mir die Schmerzen im Arm den Schlaf. Da auf dem Weg zum Frühstück im Caffé Tomasseo die Sonne strahlte und ich eine Sonnenbrille trug, freute ich mich aber dennoch des Tages, schließlich hatte ich den Brief fertiggestellt.

Auf der Rückfahrt schlief ich den ersten Teil und wachte plötzlich mit einem beschissenen Gefühl auf. Es war, als befände ich mich irgendwo fernab von mir. Ich saß auf dem Beifahrersitz und mir schien, als säße mein Körper rechts neben mir, außerhalb des Autos, ungefähr in dem Abstand, den wir zum Pannenstreifen hatten.

Wieder hatte ich höllische Schmerzen in der rechten Schulter. Ich versuchte, bewusst zu atmen und massierte meinen Arm, doch das half nicht. Wir schwiegen über weite Strecken, was mich nicht störte, denn ich hatte ohnehin damit zu tun, die Gedanken in meinem Kopf zu sortieren.

Beim Zwischenstopp auf einer Raststätte aß ich mit der linken Hand, weil ich den rechten Arm nicht heben konnte. Hatte sich während des Schlafs oder in Triest etwas in mir verändert? Ich war innerlich unruhig und fühlte mich unsicher. Irgendetwas stresste mich total und ich wusste nicht, was es war. Waren es die unklare Berufs- und Einkommenssituation, in der ich mich befand, die Erlebnisse dieses Wochenendes, das Faktum, dass wir uns wieder auf dem Weg zurück nach Wien befanden oder alles zusammen? Oder war es wegen des Briefs? Vielleicht war es doch keine so gute Idee, ihn abzuschicken. Im schlimmsten Fall bekäme ich überhaupt kein Feedback. Der Briefkontakt war schon einmal im Sande verlaufen. Mir wurde klar, dass ein schriftlicher Kontakt nur der Plan B sein konnte.

Auf Empfehlung von Elisabeth Lenisch vom Jugendamt fragte ich bei der Männerberatung Wien um ein Gespräch an. Diese Einrichtung bietet niederschwellige Beratung für Männer mit sozialen und psychischen Problemen an. Ein herausragendes Angebot.

Eine Woche später, Mitte Februar, traf ich den Sozialarbeiter Andreas Schmid in einer zum Büro umfunktionierten Dachgeschosswohnung im Wiener Arbeiterbezirk Favoriten. Der groß gewachsene Mann mit Rauschebart und festem Händedruck bat mich in den Besprechungsraum. Weil sie meinen Fall spannend fanden, nahm noch ein Kollege am Gespräch teil.

Anfangs war Schmid nur an mir interessiert und fragte: »Was ist Ihr Hintergrund?«, neben anderen Fragen zu meinem Leben und meiner Persönlichkeit.

Die Zeit, die ich mit dem Erzählen meiner Geschichte verbrauchte, fehlte für das eigentliche Thema, dachte ich. Ich begriff nicht, dass er erst einmal mich kennenlernen wollte, bevor wir über die Kontaktaufnahme mit meinem leiblichen Vater sprechen konnten.

»Was wünschen Sie sich?«, fragte Schmid, nachdem es mir gelungen war, das Gespräch auf den Grund meines Besuchs zu lenken.

»Ich stelle mir vor, ihn persönlich zu treffen«, sagte ich. »Am besten, indem ich ihn in Kroatien aufsuche.«

»Das finde ich sehr aggressiv!«, erwiderte er.

Der Wunsch, an den Wohnort meines Erzeugers zu fahren und an seiner Tür anzuläuten, war aggressiv? Ein Bär von Mann, der mich, die Rücksicht in Person, zumindest glaubte ich das von mir, aggressiv nannte? Das musste ich erst setzen lassen.

Im Laufe der Diskussion verstand ich, was er damit meinte.

»Es könnte sehr konfrontativ wirken. Vielleicht sollten Sie eine sensiblere Herangehensweise wählen«, sagte Schmid. »Ein Brief wäre sicher besser, aber ich verstehe, dass Sie eine unmittelbare Reaktion haben wollen.«

Diese Lösung stand für mich an letzter Stelle der Möglichkeiten.

»Was wäre, wenn meine Anwältin den Kontakt über ihre Informanten anbahnt?«, fragte ich.

»Das ist eine sehr gute Idee«, bestärkte er mich. »Das lässt ihm Zeit zu reagieren und er erhält die Nachricht nicht von einer fremden Person.«

Die beiden Sozialarbeiter legten mir darüber hinaus nahe, das Treffen auf neutralem Boden anzusetzen. Im Kopf malte ich mir sofort eine Szene in einem Café der nächstgrößeren Stadt von seinem Wohnort aus.

»Ich finde es auf jeden Fall sehr mutig, dass Sie sich damit beschäftigen und Ihre Vergangenheit aufarbeiten«, sagte Schmid bei der Verabschiedung. »Nicht zuletzt auch deswegen, weil Sie momentan mit der Unternehmensgründung sowieso in einer unsicheren Situation sind.«

Die skizzierte Vorgehensweise schien aber besser, als sich ihre Durchführung darstellte: Der erste Informant, ein Kaffeehausbesitzer, meinte, dass er meinen leiblichen Vater schon über fünf Jahre nicht mehr gesehen hatte. Und der zweite, ein Richter mit demselben Nachnamen wie mein Erzeuger, gab an, er habe gar keinen direkten Kontakt zu ihm. Er schlug vor, bei einer anderen Person nachzufragen, ob die Kontaktaufnahme über sie laufen könnte.

Nataša und ich warteten.

# Schmerzen

Mitte Februar suchte ich einen Facharzt für Orthopädie in der Wiener Sportklinik auf. Ich beschrieb die Art und Dauer der Muskelschmerzen, sagte aber nichts von den Tumormarkern, da ich sie nicht damit in Verbindung brachte.

»Ich vermute eine Tendinitis«, sagte Dr. Bergner, »eine Entzündung der langen Bizepssehne im Ansatz.«

Hatte ich es mit dem Training übertrieben? Hatte ich zu viel gearbeitet? Wo war die Grenze? Und warum hatte ich diese übersehen? Der Orthopäde konnte diese Fragen natürlich nicht beantworten.

»Ich schicke Sie zu Röntgen und Ultraschall.«

Eine Woche später lagen die Befunde vor. Darin war von einer »unauffälligen Darstellung« der Schulter »ohne degenerative Veränderungen« die Rede, aber auch von »zarten Flüssigkeitsmarkierungen« und einer »ausgeprägten Neovaskularisation im Rahmen einer Tendovaginitis der langen Bizepssehne«. Also doch nur eine normale Sehnenscheidenentzündung?

Bei der Befundbesprechung Anfang März sagte Dr. Bergner: »Ich könnte Ihnen jetzt eine Injektion mit Schmerzmitteln und Entzündungshemmern direkt in den Herd hineingeben.«

Aus meinem Freundes- und Bekanntenkreis wusste ich, dass viele Ärztinnen und Ärzte recht schnell infiltrierten: Ein oder mehrere Jaukerl direkt in die Entzündung, und alles wird gut.

»Aber ich möchte lieber noch genauer abklären«, ergänzte er. »Machen wir noch eine Magnetresonanztomografie.«

Im Nachhinein gesehen bin ich froh über seine Entscheidung, zuerst detailliert zu untersuchen und nicht auf Verdacht hinein zu spritzen. Das hätte die Situation sicherlich verschlimmert. Ich vereinbarte einen Termin für die Magnetresonanztomografie: Fünf Wochen Warten war angesagt.

In der Zwischenzeit hatte ich neben dem Klettern auch das Fahrradfahren aufgegeben, da die Erschütterungen zu stark schmerzten und ich den Arm nicht mehr so weit nach vorne strecken konnte, ohne zusätzlichen Schmerz zu provozieren. Es setzte mir ordentlich zu, meinen Bewegungsdrang nicht mehr ausleben zu können, aber ich bemühte mich, das als vorübergehende Situation zu sehen und stürzte mich in die Arbeit an der Unternehmensgründung.

Die verordnete Physiotherapie linderte die Schmerzen nur unmerklich. Es war kein Muster erkennbar, welche Art der Behandlung auf die Schulter positiv wirkte und welche negativ. Einmal reduzierten sich die Schmerzen nach der Sitzung, beim nächsten Mal waren sie bei gleicher Therapie stärker. Meine Physiotherapeutin verzweifelte von Woche zu Woche mehr.

Mitte März stiegen die Schmerzen weiter an. Regelmäßig riss mich der Arm pünktlich um halb zwei aus dem Schlaf. Anfangs probierte ich ihn durch eine andere Lagerung zu entspannen, versuchte alle möglichen Schlafpositionen, doch es war unmöglich, wieder einzuschlafen. Toilettengänge, Schmerztabletten und kühlende Gel-Packs aus dem Tiefkühlfach hatten sich als nächtliche Routine bereits so eingebrannt, dass ich alles im Dunkeln erledigte. Ich hoffte, rascher in den Schlaf zu fallen, wenn das Licht abgeschaltet blieb.

Wenn ich mitten in der Nacht hellwach im Bett lag, rotierten die Gedanken. Ich hatte Angst, dass die gestiegenen Tumormarker keine False Positives, also Fehlmessungen, waren, sondern ein Hinweis auf neuerliche Tumoren in mir.

Wenn ich mich auf die linke Körperseite halb auf die Schulter legte und den rechten Arm ausgestreckt auf dem Körper ruhen ließ, und zusätzlich das Schmerzmittel zu wirken begann, schlief ich irgendwann wieder ein.

Eine Woche später hatte ich tagsüber ständig ein unterschiedlich starkes Ziehen im Arm. Wenn es ganz schlimm wurde, spürte ich es sogar im Ellenbogen. Konnte eine Entzündung der Bizepsansatzsehne über den ganzen Oberarm hinweg ausstrahlen?

Ich schrieb Nataša und fragte, ob sie schon etwas vom Richter gehört hatte. Wenige Minuten später antwortete sie, dass er alles versucht hatte, einen guten Freund meines Erzeugers zu finden, aber nicht erfolgreich war. So blieb nur noch die Variante, dass sie ihn direkt kontaktierte.

Ende März schrieb sie mir schließlich:

»Hello Alexander, today your father came into my office!«

Sie hatte bei seinem Besuch in ihrer Kanzlei den Eindruck, dass er sehr krank war. Er hatte vor fünf Jahren einen schweren Herzinfarkt erlitten, war vor einigen Wochen einer neuerlichen Attacke nahe und sehr überrascht, von mir zu erfahren.

»He claims that until now he did not know about you«, schrieb sie.

Das passte nicht zu Mamas Erzählungen, schließlich hatte sie ihn von der Schwangerschaft informiert und nach meiner Geburt sogar ein Foto von mir gesendet, worauf sie keine Antwort erhielt. Er musste also von meiner Existenz wissen. Es sei denn, der letzte Brief wäre damals abhandengekommen. Oder gab es ihn gar nie? Nein, ich glaubte meiner Mutter. Sie hatte keinen Grund, diesen Teil meiner Entstehungsgeschichte erfunden zu haben.

Er sagte zu Nataša, nicht sofort entscheiden zu können, wie er mit dem Kontaktwunsch umgehen sollte, da er Angst vor der Reaktion seiner Frau und dem Gerede im Dorf hatte.

Wir beschlossen, einen Monat zu warten. Nataša war sicher, dass er sich früher meldete.


Der Vater eines Freunds hatte auch oft starke Muskelschmerzen und nahm dagegen ein sogenanntes Muskelrelaxans ein. Dieses Arzneimittel dient zum Entspannen der Muskulatur. »Vielleicht hilft es dir!«, sagte der Freund und gab mir eine der Tabletten seines Vaters. Im Internet las ich die Packungsbeilage, schluckte das Pulver am Abend und unmittelbar vor dem Schlafengehen zusätzlich eine Schmerztablette.

Mitten in der Nacht wachte ich auf. Die Schulter pochte und der Schmerz pulsierte längs durch den Arm, zog sich über den Ellenbogen bis in den Unterarm. Erst dachte ich zu träumen. Es war, als schottete mich eine diffuse Wand von der Umgebung ab. Alles reagierte verzögert. Rollte ich mich zur Seite, war mir, als zog sich der Körper wie eine Leuchtspur hinter mir her. Lag ich wieder ruhig, drehte er sich in Zeitlupe weiter. Die rhythmischen Schmerzattacken unterfütterte ein ständiger Druck, als wäre mein Arm unter einer Metallplatte eingequetscht. Ich wälzte mich hin und her, schlief nicht wieder ein und wachte nicht gänzlich auf, schlug die Decke weg und richtete mich auf. Wenn ich aufstehen konnte, dachte ich, würde ich nicht träumen, dann wäre ich garantiert wach. Ich legte die linke Hand auf die brennende Schulter, obwohl ich wusste, dass es nichts half, außer mich selbst zu beruhigen, und stand auf. Als der Körper mir folgte, schien es, als waberten die Wände hin und her. Der Weg vom Bett durch das Schlafzimmer zur Tür, durch die Küche und das Vorzimmer zur Toilette hatte sich in meiner Muskulatur eingebrannt, da ich ihn mittlerweile jede Nacht mit geschlossenen Augen bewältigte, doch auf einmal hatte der Raum andere Dimensionen. Ich stieß mir den großen Zeh am Bett, presste die flache Hand an die kalte Wand und tastete mich Zentimeter für Zentimeter vorwärts, langsam genug, um meine Hülle nicht zu verlieren.

Nachdem sich Minuten später der Kopf klärte, fielen mir das eingenommene Muskelrelaxans und die in der Packungsbeilage beschriebenen Nebenwirkungen ein: starke Müdigkeit, verringerte Reaktionsfähigkeit und Gangunsicherheit wegen der vorübergehenden Muskelschwäche. Manchmal konnten auch Halluzinationen oder depressive Stimmungen auftauchen. Warum hatte ich das Medikament nur ohne Rücksprache mit einer Ärztin oder einem Arzt eingenommen?

Zurück im Bett spürte ich die Schmerzen noch deutlicher. Ich wollte mir den Arm am liebsten ausreißen, damit das Pochen aufhörte. Irgendwann schlief ich ein, wachte auf, schlief ein, wachte auf und schlief wieder ein.

In der Früh hatten mich der Schlafentzug und das Muskelrelaxans oder die Kombination mit der Schmerztablette so benebelt, dass ich den Wecker nicht hörte und grübelte, ob das Erlebnis real war oder doch nur ein Traum. Niemals zuvor hatte ich derartige Höllenqualen erlebt und ich bedauerte all jene Menschen, die mit chronischen Schmerzen leben. Es muss ein Albtraum sein, wenn der Körper tagtäglich schmerzt.

Wie üblich ließ ich Anfang April wieder einen Blutbefund für die bevorstehende Nachsorgeuntersuchung anfertigen. Als ich das Dokument las, zog es mir die Brust zusammen. Zwei von drei Tumormarkern schlugen über das Limit aus: hPLAP war um sechzig Prozent drüber und Beta-hCG auf dem Sechsfachen der Obergrenze. Scheiße! Mir war unmittelbar klar, dass mein Körper gewaltig aus dem Lot geraten war. Nun hatte ich schon die massiven Schulterprobleme und dann noch zusätzlich einen Rückfall der Krebserkrankung?

Mitte April, in der Woche vor Ostern, hatte mein zweiter Onkologe den Blutbefund bereits gelesen, als ich das Arztzimmer betrat. Sein Gesicht zeigte dennoch denselben Ausdruck wie immer: eine Mischung aus phlegmatischem Pflichtbewusstsein und gespielter Betroffenheit. Ich hätte gern die Augen verdreht und genervt ausgeatmet, doch dachte ich mir nur meinen Teil.

»Röntgen und Ultraschall sind unauffällig«, berichtete ich ihm das Ergebnis der Untersuchungen von Hoden, Bauch- und Brustraum.

»Das ist gut«, sagte er, »aber der Blutbefund deutet auf ein Rezidiv hin. Sind Sie Raucher?«

»Nein«, antwortete ich.

»Das ist schlecht«, sagte er und seine Mimik veränderte sich. Sie strahlte nun Angespanntheit aus und ließ meinen Atem schneller werden. »Bei Rauchern ist hPLAP manchmal erhöht, aber wenn Sie nicht rauchen, ist es bei Ihnen ein Hinweis auf einen Tumor.«

Ich verstand, was der Arzt mir sagte, doch ich wollte es nicht hören. Eine neue Wucherung abseits des Hodens hatte sich gebildet, eine Metastase. Die Erkrankung war nach der Operation also doch nicht überstanden gewesen, sie hatte nur geschlummert. Der Hodenkrebs war zurückgekehrt. Die Frage war nur, wo im Körper er sich versteckte.

»Ich vermute, dass vielleicht die Lymphdrüsen im Bauchraum betroffen sein könnten«, sagte der Onkologe. »Auf der rechten Seite, da Ihr Hoden auch rechts entfernt wurde.«

Die Krebszellen sollten über die Lymphbahnen gestreut haben? Das konnte ich nicht nachvollziehen, denn bei den bisherigen Ultraschalluntersuchungen und Magnetresonanztomografien war in diesem Bereich nie etwas gefunden worden. Aber ich war schließlich kein Mediziner. Ich versuchte mich zu erinnern, ob der Arzt, der den Ultraschall eine Stunde zuvor durchführte, vielleicht den Bauchraum vergessen haben könnte.

»Ich schicke Sie zum PET-CT. Das ist eine spezielle Untersuchung, um den ganzen Körper nach Tumoren zu durchleuchten.«

Im Laufe der vergangenen Monate hatte ich ihn mehrmals darauf hingewiesen, dass die Tumormarkerwerte stiegen und die Schulter immer wieder schmerzte. Jedes Mal meinte er, es wäre kein Problem, dass meine Marker alle drei Monate im Vergleich zum vorigen Mal angestiegen waren. Jetzt erregten sie und deren Grenzüberschreitung also doch Besorgnis?

Mir war klar, dass etwas nicht stimmte in meinem Körper und ich wollte wissen, was los war. Drei Wochen warten bis zum Termin Anfang Mai. Hatte ich wirklich schon wieder Krebs? Die Beschäftigung mit dieser Frage schob ich bis zum Ergebnis der Untersuchung von mir.

Ich füllte die zweiseitigen Vertragsunterlagen für das Gründungsprogramm aus. Beim Durchlesen der einzelnen Klauseln erkannten mein Unternehmensberater und ich, dass es ein Problem gab.

»Ich habe im Vorjahr Honorarnoten auf eigene Rechnung ausgestellt«, sagte ich. »Websitebetreuung für Freunde.« Ein Relikt aus meiner IT-Tätigkeit.

»Dann könnte das Arbeitsmarktservice das gesamte Arbeitslosengeld, das Sie bisher bekommen haben, zurückfordern«, sagte er. »Und auch jenes, das Sie in den acht Monaten der Laufzeit des Programms erhalten werden.« Es stand nämlich nur jenen Menschen offen, die noch nie zuvor unternehmerisch tätig waren.

Das Risiko der Rückzahlung wollte ich natürlich unbedingt vermeiden und schnellstens in Erfahrung bringen, ob es mich in der Tat treffen könnte. Ich recherchierte tagelang im Internet, befragte einen befreundeten Steuerberater, telefonierte mit dem Finanzamt und der Sozialversicherung.

Tags darauf, am Karfreitag, dem letzten Tag der dreitägigen Einreichfrist für den Vertrag für das Unternehmensgründungsprogramm, erhielt ich Entwarnung: Die Summe der von mir ausgestellten Honorarnoten überschritt die Umsatzgrenze für die Einkommenssteuer nicht. Daher musste ich sie beim Finanzamt nicht angeben, dieses wiederum keine Meldung an die Sozialversicherung durchführen und das Arbeitsmarktservice in Folge nichts davon mitbekommen.

Wir führten die Anmeldung durch und ich wurde zum Unternehmensgründungsprogramm zugelassen. Die sechsmonatige Frist bis zur Firmengründung begann zu laufen. Ich war meiner selbstständigen Tätigkeit einen bedeutenden Schritt nähergekommen und atmete durch.


Am Karsamstag, dem Tag der Magnetresonanztomografie, zu der Dr. Bergner mich vor fünf Wochen zugewiesen hatte, war ich um Ablenkung bemüht. Ich frühstückte mit Stephan und seiner Freundin, wusch die Wäsche, räumte die Wohnung auf, sortierte alte Fotos aus, lag in der Badewanne, meditierte und fuhr halbwegs entspannt zur Untersuchung.

»Bitte ziehen Sie sich bis auf T-Shirt, Unterhose und Socken aus und legen Sie die Brille ab«, sagte der medizinisch-technische Assistent.

Aus der Umkleidekabine geleitete er mich in einen Untersuchungsraum ohne Fenster, in dessen Mitte die dicke Röhre für die Magnetresonanztomografie stand, etwa zwei Meter breit und mindestens genauso lang. Sie nimmt das Körperinnere anhand von elektromagnetischen Wellen auf. Durch starke Magnetfelder werden die Atome des menschlichen Gewebes zum Strahlen angeregt. Da der Körper auf diese Weise selbst strahlt, sei die Untersuchung laut geltender Meinung unbedenklich im Vergleich zu anderen bildgebenden Untersuchungsverfahren, wie dem Röntgen oder der Computertomografie.

Der Assistent zeigte auf ein dickes U-Profil, das auf der Liege vor dem Gerät montiert war und sagte:

»Bitte drücken Sie Ihre rechte Schulter auf Anschlag hier hinein.«

Darin befand sich eine metallische Spule, um die Abbildungsqualität zu verbessern.

Ich legte mich hin. Da die Schulter ohnehin berührungsempfindlich war, verschlimmerte das Andrücken den Schmerz.

»Legen Sie den Arm bitte neben Ihren Körper«, sagte der Assistent, als ich ihn mit der linken Hand vor dem Bauch hielt.

»Das schmerzt zu sehr.«

»In Ordnung, dann werde ich etwas basteln.«

Er legte einige Keile aus Schaumstoff unter den Arm, bis ich ihn halbwegs ausstrecken konnte und beschwerte den Unterarm mit einem Sandsack, damit er während der ganzen Untersuchungsdauer in derselben Position liegen blieb. Weil das Gerät im Zuge der Untersuchung ein lärmendes Klopfen erzeugte, setzte er mir einen dicht abschließenden Kopfhörer auf, über welchen das Personal mit mir sprechen konnte. Um bei Problemen auf mich aufmerksam zu machen, drückte er mir einen Gummiball in die linke Hand, der an einem langen Schlauch befestigt war. Wenn ich ihn zusammendrückte, bekämen sie ein Signal, dass ich etwas brauchte.

Die Röhre klopfte manchmal leise, dann wieder laut, manchmal kurz und mit einer hohen Frequenz, dann wieder mit langen Abständen, manchmal nur mit einem einzigen rhythmischen Klopfgeräusch, dann mit einigen unterschiedlichen, die sich überlagerten, in einer sich wiederholenden Sequenz. Das monotone Wummern dröhnte hin und wieder derartig stark, dass die Liege im Takt des Hämmerns vibrierte. Der Mund trocknete aus, weil die Untersuchung so lange dauerte. Und die Schmerzen waren schrecklich. Es brannte in der Schulter, zog bis in den Ellenbogen hinein und ich biss die Zähne zusammen, um nicht von der Liege zu springen. Ich wollte den Arm am liebsten wieder in eine von mir selbst gewählte Ruheposition legen.

Gegen Ende der Untersuchung wurde ich herausgefahren. Ich bat um ein Glas Wasser. Der Assistent spritzte mir eine geringe Menge Kontrastmittel in die Armvene, damit die Gewebegrenzen besser sichtbar wurden. Ich war verunsichert.

Zusätzliche Aufnahmen folgten und ich hatte die Schmerzen weiter auszuhalten. Ich fragte nicht nach, was es mit dem Kontrastmittel auf sich hatte, da ich nach der Untersuchung nur froh war, den Arm wieder halbwegs ruhend lagern zu können.

»Wir sind fertig«, sagte der Assistent nach zwanzig Minuten, die sich wie eine Stunde anfühlten. »Sie können sich nun anziehen. Bitte warten Sie draußen auf den Befund.«

Ich wartete eine Viertelstunde, eine halbe, eine dreiviertel Stunde. Was dauerte da drinnen so lange? Vor einigen Jahren wurde im gleichen Institut eine Magnetresonanztomografie des linken Knies angefertigt, da erhielt ich den Befund bereits nach zehn Minuten.

Als der Assistent in den Warteraum trat, kam er mit leeren Händen auf mich zu und sagte:

»Der Radiologe möchte mit Ihnen sprechen.«

Ich betrat das abgedunkelte Arztzimmer. Hinter den fensterlosen Untersuchungsräumen erstreckte es sich als langer Gang. Die vielen Monitore wirkten wie eine Kommandozentrale.

»Setzen Sie sich bitte«, sagte der Arzt.

Ich hörte an seiner Stimme, dass ihm die Situation ebenso unangenehm war.

»Sie haben einen Tumor im Humerus«, sagte er, »also im Oberarmknochen«.

Ich verstand seine Worte, aber nicht ihre Bedeutung.

»Es handelt sich um eine große Raumforderung«, versuchte er, sich mir verständlich zu machen. »Aggressiver Knochentumor«, sagte er, als er mir die Schwarz-Weiß-Aufnahmen meiner Schulter erklärte.

Der Druck in meinem Herzen stieg und es schnürte mir den Brustkorb zu, mein Blickfeld verengte sich auf das Gesicht des Arztes. Meine Augen klebten an seinen Lippen.

»Vom Humeruskopf ist kein Knochenmaterial mehr übrig«, sagte er. »Der Tumor hat ihn komplett eingenommen und ist über die Knochengrenzen hinausgetreten.«

Mein Sichtfeld wurde immer enger, das Zimmer rund um mich war wie ausgeblendet.

Ich ließ mir nichts anmerken. Ernst und mit vermeintlicher Ruhe sprach ich mit ihm. An seiner nachdrücklichen Erklärung merkte ich, dass er sich vielleicht fragte, warum ich die Diagnose so gefasst und unaufgeregt aufnahm. Was er nicht wusste, und gar nicht ahnen konnte, weil ich schließlich vom Orthopäden zugewiesen worden war: Seit dem Gespräch mit dem Onkologen wusste ich von einem neuen Tumor in meinem Körper. Ich zählte eins und eins zusammen.

»Sie sollten wissen, dass ich vor eindreiviertel Jahren Hodenkrebs hatte«, sagte ich. »Und die Tumormarker sind über dem Limit.«

»Das verändert alles«, sagte der Arzt. »Unter diesen Umständen wird das höchstwahrscheinlich eine Metastase Ihres Hodenkrebses sein.«

Ich hatte bereits aufgrund des Blutbefunds damit gerechnet, dass die Krebserkrankung noch nicht überstanden war. Es entzog sich aber meiner Vorstellungskraft, dass die Krebszellen so weit durch den Körper gestreut haben könnten, vom Hoden bis zur Schulter. Der Primärtumor war bei der ersten Erkrankung nicht über die Gewebegrenzen gewachsen. Der Krebs musste sich also über den Samenstrang, die Lymphbahnen oder den Blutkreislauf ausgebreitet haben.

»Sind Sie sich sicher?«, fragte ich.

»In Ihrem Knochen ist definitiv ein Tumor. Und er ist sehr groß und schnellwachsend. Es könnte auch Knochenkrebs sein, aber mit Ihrer Vorgeschichte ist das mit hoher Wahrscheinlichkeit ein Rezidiv.«

Wenn es wirklich eine Metastase war und die Schmerzen nur ein Symptom waren, ließ mich das rasante Wachstum erschaudern: von August bis April, nur acht Monate. Ich kam mir vor wie in einem schlechten Film.

»Und was ist mit der Entzündung der Bizepssehne?«, fragte ich.

»Die Schmerzen, die Sie haben, sind ein Effekt des Tumors«, antwortete der Radiologe. »Der Bizepssehnenansatz ist vom Tumor bereits komplett eingemauert.«

Kein Wunder, dass ich unter diesen Umständen Schwierigkeiten mit dem Arm hatte. Die Bestie Krebs wütete. Wieder. Und sie hatte das obere Ende des Oberarmknochens zur Gänze aufgefressen.

# Schon wieder Krebs

*Möge ich sicher sein.*

## Schockzustand

Soweit ich zurückdenken kann, war Ostern für das alljährlich stattfindende Sippentreffen reserviert: den gemeinsame Brunch am Sonntagvormittag. Aus diesem Grund hatte ich vorgehabt, gleich nach der Magnetresonanztomografie zu meiner Familie ins niederösterreichische Mostviertel zu fahren. Die Diagnose bremste mich aber auf Schrittgeschwindigkeit.

Meine Beine führten mich wie von selbst an der Straßenbahnhaltestelle vor dem Radiologieinstitut vorbei. Ich hatte keine Lust, herumzustehen und zu warten, sondern einfach nur zu gehen und mit jedem Schritt anderen Boden zu spüren, über die Schwedenbrücke, die Taborstraße entlang und weiter in den Augarten. Das Gehen ließ mich allmählich wieder in meinem Körper ankommen. Ich blieb noch einige Zeit im Park auf einer Bank sitzen, bevor ich zurück in die Wohnung ging und die Fachbegriffe aus dem Befund der Magnetresonanztomografie nachschlug.

Ich konnte es nicht fassen. Knochenmetastase. Das hörte sich nach einem schlechten Scherz an, doch es passte alles zusammen und gab keinen Hinweis auf eine Fehldiagnose.

Gemächlich packte ich meine Sachen, stieg ins Auto und rief während der Fahrt enge Freunde an. Die Diagnose schien unwirklich. Darüber zu sprechen erlaubte mir, die Bedeutung zu verinnerlichen. Nach den Telefonaten drehte ich die

Lautstärkeregelung des Radios auf Anschlag und drückte aufs Gas. Polizei hätte mich an diesem Tag keine erwischen dürfen.

Der Tisch war bereits für den großen Osterbrunch gedeckt, als ich am Samstagabend in meinem Elternhaus ankam, aber von der Familie war nur meine jüngste Schwester Babsi anwesend. Das passte mir. Sie verstand mich ohne viele Worte und sollte nun also die erste Person am Heimatort sein, die es erfuhr.

»Was?«, rief sie, riss ihre grünbraunen Augen auf und umarmte mich. »Ich dachte mir schon am Donnerstag, dass etwas nicht passt.«

Vor dem Termin beim Onkologen hatte ich meine drei Schwestern per Textnachricht gebeten: »Schickt mir bitte ganz viel positive Energie.« Das war unüblich für mich, weshalb sie verunsichert war.

Wir plauderten lange. Sie nahm es mit Fassung, aber ich spürte deutlich ihre Angst. Hatte sie sogar mehr als ich? Wovor genau? Und warum war ich nicht ängstlich?

Als ich am Morgen des Ostersonntags meiner Mama in der Küche sagte, dass ich wieder Krebs hatte, fror ihr Blick ein. Ich sah die Gedanken durch ihren Kopf schießen und spürte ihr Herz schlagen.

»Ich kann es gar nicht fassen«, sagte sie bestürzt und umarmte mich ohne viele weitere Worte.

Das freute mich sehr. Ich fühlte ihre Wärme und in meinen Augen sammelten sich Tränen. Feste Umarmungen waren mein Leben lang dünn gesät. Wir hatten früher eine angeschlagene Beziehung, die sich allerdings in den vergangenen Jahren ins Positive gewandelt hatte. Ich atmete entspannt aus, doch im nächsten Moment durchfuhr mich von der Schulter ausgehend ein heißer Schmerz.

»Bitte nicht so fest«, sagte ich.

Ihre Arme drückten von außen auf das Muskelgewebe, das von innen durch den Tumor verletzt war. Ist das nicht schräg?, dachte ich. Da umarmte sie mich aus inniger Liebe, und dann schmerzte es.

Mein Stiefvater sprang von der Couch auf und kam auf mich zu, als ich von der Diagnose erzählte.

»Na, was kann man denn da jetzt machen?«, fragte er in gehetztem Ton.

Woher sollte ich das wissen? Gerade einmal vierzehn Stunden nach der Diagnose? Ohne mit einem Onkologen darüber gesprochen zu haben?

»Das kläre ich noch ab«, antwortete ich.

Seine Frage kreidete ich ihm nicht an. Aber die Art und Weise, wie er sie stellte, kam gefühllos bei mir an. Vielleicht war ich diesbezüglich einfach nur ein anderer Typ Mensch als er: Ich holte zuerst möglichst viele Informationen ein und verfiel nicht gleich in panikartige Hilflosigkeit. Möglicherweise ärgerte mich aber nur die Formulierung. *Man* machte in einem Fall wie meinem gar nichts, *ich* machte und *die Ärztinnen und Ärzte* machten. Vielleicht lagen auch einfach nur meine Nerven blank.

Der Rest des Osterwochenendes verlief intensiv wie üblich. Viel Familie. Viel Essen und Sitzen. Viel Tradition und noch viel mehr alt-eingefahrene Muster, von denen sicher alle wussten, dass sie schon lange überholt waren. Jedes Jahr dieselben Schmähs, die schon lange nicht mehr lustig waren und mir ein verlegenes Lächeln abnötigten. Ich konnte all dem nur wenig abgewinnen.

Solche Familienzusammenkünfte prägte bei uns seit ich denken kann ein Sammelsurium aus besonders positiven und extrem negativen Emotionen. Zuneigung, Freude, Angenommensein, dumme Sprüche, alte Verletzungen, Streit. Das gesamte Spektrum wurde abgedeckt. Damit war ich vermutlich nicht allein. Das kam sicher in jeder Familie vor. Vielleicht war es auch nur ein unbeholfener Ausdruck der tiefsten Sehnsucht nach Liebe und Anerkennung der einzelnen Familienmitglieder.

Unmittelbar erhielt ich die ersten Tipps und Empfehlungen, was ich gegen die Erkrankung tun könnte. So gelangte ich zu einem Heilpraktiker.

»Du sagst nicht, was du hast, Richard findet es durch Pendeln selbst heraus«, wurde mir von seinen Fähigkeiten vorgeschwärmt.

Ich hielt nicht viel davon, aber neugierig war ich trotzdem.

Der Heilpraktiker empfing mich bei ihm daheim, in einem kleinen Ort mitten im Mostviertel. Als ich mich näherte, öffnete er bereits die Tür.

»Servus! Alexander? Komm gleich herein!«

Drinnen wirkte das Häuschen wie eine Berghütte, heimelig warm, der schmiedeeiserne Holzofen knisterte gemächlich vor sich hin. Mit esoterischen Praktiken hatte ich noch nie etwas anfangen können, aber Richard war mir auf Anhieb sympathisch.

»Sag mir gar nicht, warum du hier bist!«, erklärte er.

Wir hielten kurzen Smalltalk und dann ging es los. Er pendelte und pendelte, fragte dieses, fragte jenes. Die Fragen stellte er nicht mir, sondern dem Pendel. Doch auf die meisten seiner Fragen erhielt er nur ein *Nein*.

»Dein Zentralchakra ist nur auf 74 Prozent«, fasste er die Untersuchung zusammen.

Über das Konzept der Chakren als Energiezentren unseres Körpers hatte ich bereits gehört, ein Zentralchakra war mir aber bisher nicht untergekommen.

»Okay, warum bist du hier?«, fragte Richard in einem für mich überraschenden Ton, der genervt wirkte.

Ich wunderte mich, dass das Pendel anscheinend nichts Wertvolleres über mich auszusagen hatte, fragte mich, ob ich hier vielleicht falsch war, und erzählte vom Krebs.

Warum auch immer, beim zweiten Pendelversuch fand Richard sofort »Knochenfresser«. Oh Wunder! Wenn er wusste, wonach zu suchen war, fand er also auf Anhieb etwas. Großartige Leistung.

Was diese Knochenfresser sein sollten, erklärte er nicht. Ziemlich geheimnistuerisch. Ich stellte mir grün-rot-schimmernde Käferchen auf zwei Beinen mit Riesenhauern vor. Er stilisierte die ganze Sache zu einer für ihn zwar routinemäßigen, aber doch magischen Angelegenheit hoch.

»Hilft da die gemeine Rübe?«, fragte er weiter.

*Ja*, schlug das Pendel aus.

Richard verkaufte mir zwei Fläschchen Gemeine-Rübe-Lösung – ein spezieller Kräuteransatz, den er eigenhändig hergestellt hatte – zu je fünfzehn Euro.

»Fünfmal täglich elf Tropfen davon. Und derweil keine Untersuchungen machen und auf jeden Fall noch keine Therapie beginnen!«, sagte er.

Was? War das sein Ernst? Was war das für eine komplizierte Dosierung? Und was nahm er sich eigentlich heraus, mir zu raten, mich von der Schulmedizin fernzuhalten?

»Nimm erst mal die Tropfen und dann komm nochmals zu mir.«

Die Aussagen schockierten mich.

Vor der Tür warteten bereits die Nächsten, deshalb fragte ich nicht nach, ob er sich der Bedeutung seiner Empfehlung bewusst war. Gehalten hatte ich mich sowieso nicht daran. Auch wenn er mir empfahl, nicht genauer nachzusehen: Ich wollte exakt wissen, was in meinem Körper los war.

Obwohl im Nachsorgespital mit dem zweiten Onkologen bereits ein Akuttermin vereinbart war, wartete ich wieder mehrere Stunden in der Ambulanz. Das blieb wohl nicht einmal einem Patienten mit frisch diagnostiziertem Rückfall erspart.

»Ich versuche, die PET-CT vorzuverlegen«, sagte er und rief in dem anderen Spital an, in dem die Untersuchung stattfinden sollte, doch alle kurzfristig verfügbaren Termine waren schon vergeben.

Zwei Tage später telefonierte ich selbst mit dem betreffenden Krankenhaus. Ohne Umschweife setzte die Assistentin meinen Namen auf die Warteliste.

»Ich werde Sie anrufen, sobald ein Platz frei wird«, versicherte sie.

Die Zeit bis zum Termin nutzte ich, um weitere Meinungen einzuholen. Ich kontaktierte befreundete Ärzte und rief bei der Österreichischen Krebshilfe an. Sie sensibilisiert die Öffentlichkeit für Krebserkrankungen und unterstützt Krebsbetroffene während und nach einer Erkrankung. Das Angebot umfasst unter anderem Beratungen für an Krebs erkrankte Personen und deren Angehörige. Ich vereinbarte Beratungstermine mit einem Onkologen und einem Allgemeinmediziner.

Da mein Orthopäde Dr. Bergner in jener Woche nicht in der Ordination anwesend war, nahm sich freundlicherweise sein Kollege Dr. Kristen Zeit. Der ärztliche Leiter der Gemeinschaftspraxis sah sich alle Befunde an und testete die Beweglichkeit des Arms.

»Spielen Sie damit nicht herum, ich habe auf diese Weise schon zwei enge Freunde verloren«, sagte er ernst und überwies mich mit Vermerk »Dringend« in das Wiener Allgemeine Krankenhaus mit Spezialambulanz für Tumororthopädie.

»Die sind die Besten«, sagte er.

Am nächsten Morgen zeigte ich Dr. Kienzer, dem Onkologen von der Krebshilfe, meine Befunde.

»Mit dieser Diagnose ist nicht zu spaßen!«, sagte er und bestätigte alles, was der zweite Onkologe im Nachsorgespital bereits gesagt hatte. »Warten Sie nicht bis zum Sommer oder Herbst mit der Entscheidung zur Behandlung.«

Ich war erleichtert, da ich herausgehört hatte, noch etwas Bedenkzeit zu haben und nicht auf der Stelle mit der Therapie beginnen zu müssen. Im Spital war mir nahegelegt worden, ohne Verzögerung zu agieren. Vielleicht sagte er mir aber genau das Gleiche und ich suchte nur nach jemandem, der mir Zeit gab und Dringlichkeit aus der Sache nahm.

Innerhalb der folgenden fünfundvierzig Minuten erklärte mir Dr. Kienzer die ganze Theorie rund um meinen Hodenkrebs und die schulmedizinischen Therapiemöglichkeiten.

»Das Seminom ist extrem strahlenempfindlich«, sagte er. »Daher ist Ihre Krebserkrankung zuerst mit einer Strahlentherapie zu behandeln. Diese lindert außerdem die Schmerzen.«

Die bisher betreuenden Ärzte hatten mich noch nie so detailliert über meine Erkrankung informiert wie er. Ich presste die Lippen aufeinander. Es ist ein Graus, dass in unseren Spitalbetrieben die Zeit dafür fehlt.

»Nach der Bestrahlung wird wegen der Gefahr der weiteren Metastasierung eine Chemotherapie verabreicht«, führte er aus. »Diese ist seit den 1980er-Jahren standardisiert und Hodentumoren sprechen darauf sehr gut an.«

Ich atmete auf. Das hörte sich erfreulich an.

»Bei den damaligen Patienten, die heute sechzig bis siebzig Jahre alt sind, kam es aber häufiger zu Fällen von Leukämie.«

Das wiederum schockierte mich nicht. Bis dahin würde die Sonne noch oft auf- und untergehen. Und wer weiß, wie erfolgreich Blutkrebs in zwanzig bis dreißig Jahren behandelt werden kann.

## Abklärung

Ende April, eineinhalb Wochen nach der Diagnose des Knochentumors, sollte eine Biopsie stattfinden.

Dabei wird mit einer dicken Nadel in den Körper gestochen, um eine Gewebeprobe zu entnehmen. Das ist auf zwei unterschiedliche Arten möglich. Die sogenannte Stanzbiopsie ist die einfachere Variante, wird auch als Punktion bezeichnet und verletzt Haut sowie Weichteile nur wenig. Demgegenüber steht die offene Biopsie, bei welcher der Körper im Rahmen einer Operation geöffnet und das betroffene Organ freigelegt wird. Die entnommene Probe wird in beiden Fällen in der Pathologie unter dem Mikroskop untersucht. Das Ziel ist, herauszufinden, aus welchen Arten von Krebszellen der Tumor besteht.

Bei meinem Knochentumor stellte sich nun die Frage: War er die Metastase des ursprünglichen Hodentumors? Oder handelte es sich um einen neuen Primärtumor, also eine andere Krebserkrankung?

Ich lag abermals auf der Liege vor einer Röhre eines Computertomografen, in der Radiologie meines Nachsorgespitals. Die rechte Schulter war mit Edding-Stift markiert worden und für den Fall, dass ich während der Probenentnahme Medikamente benötigen würde, hatte ich einen Venenzugang in der linken Armbeuge. Für einige Sekunden wurde ich in das Gerät gefahren, damit der Radiologe die exakte Lage des Tumors im Knochen sehen konnte. Als der Arzt wieder in den Untersuchungsraum kam, dachte ich, dass nun die Biopsie beginnen würde, doch er sagte:

»Es tut mir leid, ich kann Sie nicht punktieren.«

Was? Und jetzt? Ohne genaue Untersuchung würden wir nicht wissen, aus welchen Krebszellen der Tumor besteht. Das würde wieder alles verzögern.

»Auf der Vorderseite des Oberarms kann ich leider nicht an den Tumor heran«, erklärte er den Abbruch. »Ich müsste durch den Knochen durch und das können wir ambulant nicht machen. Sie müssen in ein Spital, das auf Tumororthopädie spezialisiert ist.«

Ich schloss die Augen und atmete aus. Langsam verlor ich die Geduld.

Unverrichteter Dinge packte ich meine Sachen und trat aus der Tür des Radiologiegebäudes, als das Handy läutete.

»Herr Greiner, wo sind Sie?«, fragte mich eine Schwester von der Onkologie.

»Ich war gerade bei der Biopsie, wie geplant.«

»Wir haben auf Sie gewartet. Sie hätten sich bei uns anmelden müssen«, schallte sie mir entgegen.

Bei der Terminvereinbarung hatte mich der zweite Onkologe gebeten, direkt auf die Radiologie zur Biopsie zu gehen.

»Ich wurde übrigens heute nicht punktiert«, ergänzte ich.

»Könnten Sie mich bitte mit meinem Arzt verbinden, damit ich mit ihm besprechen kann, wie es nun weitergeht.«

»Das geht nicht«, sagte die Schwester.

»Warum nicht?«

»Dazu müssen Sie morgen in die Ambulanz kommen.«

»Ich bin doch noch am Gelände. Kann ich nicht einfach jetzt vorbeikommen?«, fragte ich.

»Heute geht es nicht mehr, morgen wieder.«

Dieses Spital brachte mich zur Weißglut. Ich war kurz vor dem Explodieren. Wo war das Problem, spontan vorbeizukommen? Es war gerade einmal halb zwölf. Ich erhielt einen Termin für den nächsten Tag um halb zwölf – und kam mir verarscht vor.

Tags darauf rief mich der Arzt um Viertel nach eins zur Besprechung auf. Beim Schritt durch die Tür ins Arztzimmer merkte ich, dass er nicht der zweite Onkologe war, zu dem ich mittlerweile Vertrauen aufgebaut hatte, sondern wieder ein neuer. Ich erzählte, dass die Biopsie gestern abgebrochen worden war.

»In diesem Fall müssen Sie nach Gersthof«, sagte er.

»Ich habe bereits einen Termin mit dem dortigen Oberarzt vereinbart«, erwiderte ich.

Sein Blick setzte sich aus einer Mischung von Ungläubigkeit und Verwirrtheit zusammen. Ein befreundeter Arzt hatte mir schon zuvor das Orthopädische Spital Gersthof empfohlen für den Fall, dass ich eine tumororthopädische Behandlung brauchte und er war so freundlich, mir den Kontakt zum dortigen Oberarzt Dr. Machacek herzustellen.

»Na, dann ist eh alles besprochen«, sagte der Arzt.

Ich konnte es nicht glauben. Für ein Gespräch von drei Minuten war ich eine Stunde durch die Stadt gefahren und hatte eindreiviertel Stunden gewartet. Der Vertreter meines Onkologen war mir auf Anhieb unsympathisch. Und das Fass war bald am Überlaufen.

»Herr Greiner, es ist ein Termin frei geworden und Sie können schon morgen kommen«, sagte die Assistentin der Nuklearmedizin des Untersuchungsspitals am Telefon, die mich ein paar Tage zuvor auf die Warteliste für das PET-CT gesetzt hatte. Mein Nachfassen hatte sich also ausgezahlt.

PET ist die Abkürzung für Positronen-Emissions-Tomografie, CT für Computertomografie. Bei dieser Untersuchung wird eine schwach radioaktive Zuckerlösung in die Venen gespritzt. Tumoren und alle anderen Gewebe mit starkem Stoffwechsel, wie zum Beispiel die Leber, nehmen diese verstärkt auf und auf dem Bild wird dies als roter Bereich angezeigt. Die Computertomografie dient als Teiluntersuchung dazu, die genaue Position etwaiger Tumoren im Körper festlegen zu können.

Meine Mitbewohnerin Iris war so lieb, mich am nächsten Tag zu begleiten, obwohl sie gerade wegen eines verstauchten Knöchels mit Krücken ging. Es tat gut, derart viel Rückhalt zu spüren.

»Ich empfehle Ihrer Freundin, die Station zu verlassen und lieber unten im Kaffeehaus zu warten«, sagte ein Pfleger, als er sie durch die Glastür sah. »Es strahlt im Warteraum!«, ergänzte er, weil er vielleicht dachte, sie könnte schwanger sein. Dann wäre der Aufenthalt schädlich fürs Kind gewesen.

Als ich das Tablett mit dem Injektionsbesteck sah, beschleunigte sich mein Puls. Ein dicker Bleicontainer ummantelte die Spritze mit dem radioaktiven Mittel. Damit der Wirkstoff die Tumorzellen erreichte, durfte ich mich eine Dreiviertelstunde lang nicht bewegen und nicht reden. Andernfalls hätten statt der Tumorzellen meine Muskeln die Zuckerlösung aufgenommen.

Einige Minuten nachdem ich die Injektion verabreicht bekam, merkte ich ein leichtes Ziehen im Oberarm, dann in der rechten Bauchgegend – dort, wo mein zweiter Onkologe eine Metastase vermutete – und hinten im Rücken beim rechten Schulterblatt. Es schnürte mir die Kehle zu. Spürte ich den

Stoffwechsel der Metastasen? Oder bildete ich mir das nur ein?

»Gehen Sie bitte einen Stock tiefer in den Untersuchungsraum«, sagte der Pfleger nach der Einwirkzeit.

Zuerst bekam ich ein Röntgenkontrastmittel für die Computertomografie gespritzt, die im Anschluss nur wenige Sekunden dauerte. Danach wurde mein Körper mit der Positronen-Emissions-Tomografie durchleuchtet. Erst merkte ich gar nichts davon, weil die Liege so langsam durch die Röhre fuhr. Ich glaubte, die Untersuchung sei pausiert. Das ständige Warten schulte meine Geduld ordentlich. Etwa zwanzig Minuten später sah ich, dass die Liege sich sehr wohl bewegt hatte, und war erleichtert.

»Die Befundung dauert ungefähr sieben bis zehn Tage«, sagte mir der Assistent nach der Untersuchung.

»Wieso geht das nicht schneller?«

»Sowohl der Radiologe als auch ein Nuklearmediziner müssen ihn prüfen. Aber Sie können Ihren behandelnden Arzt bitten, dass dieser urgiert«, schlug er vor.

»Hey, ich weiß jemanden, die dich vielleicht unterstützen kann«, schrieb mir eine Freundin, nachdem sie der Energetikerin Christine von meinem Krebs erzählt hatte.

»Es tut mir sehr leid! Komm gerne vorbei, dann helfe ich dir!«, sagte sie am Telefon. »Ich werde die negativen Energien aufspüren und die Blockaden entfernen.«

Der Heilpraktiker hatte mit seinen Pendelergebnissen und dem Kräuteransatz nicht gerade dazu beigetragen, meine Skepsis gegenüber Esoterik zu reduzieren. Aber ich freute mich über das Angebot und wollte es keinesfalls ausschlagen. Vielleicht hatte sie ein besseres Händchen?

Im Anschluss an die PET-CT fuhr ich ins Wiener Umland, um Christine zu treffen. Die warmherzige Frau Anfang sechzig empfing mich mit einem strahlenden Lachen. Nach einer kurzen Plauderei bei Kräutertee pendelte sie »meine Körper« aus: den physischen, den mentalen und den spirituellen. Bis zu diesem Zeitpunkt wusste ich nicht, dass ich mehrere hatte. Ich kannte nur meinen menschlichen Körper. Mit dem hatte ich schon genug zu tun. Sie pendelte für jeden Körper den Status der sieben Chakren aus und erkannte an einigen dieser Energiepunkte Blockaden.

»Du kannst jetzt nach Hause gehen. Den Rest mache ich ohne dich«, sagte sie und notierte die Ergebnisse auf einem Blatt Papier.

Drei Tage darauf spazierte ich durch den frühlingshaften Wienerwald und gelangte gerade zur Cobenzlwiese, als Christine anrief.

»Ich habe jetzt alles ganz genau ausgependelt. Drei Stunden hat es gedauert«, sagte sie. »Einige Blockaden habe ich bereits bereinigt, aber für ein paar Sachen brauche ich dich persönlich.«

Bei meinem zweiten Besuch erklärte sie, wo noch überall Blockaden waren und wie wir diese gemeinsam auflösen könnten. Sie benannte sie mit einzelnen Schlagwörtern und Phrasen, wie zum Beispiel »Angst vor dem Verlassenwerden«. Eine Blockade – ich erinnere mich nicht mehr, welche es war – hatte ihren Ursprung in einem »früheren Leben«. Nicht so, wie ich *früheres Leben* bezeichne, also meine Zeit in der Unternehmensberatung, sondern im Sinne der Reinkarnation, eines der Leben vor meiner momentanen Existenz.

»Ich glaube nicht an die Wiedergeburt«, sagte ich, »aber ich glaube dir, dass du daran glaubst.«

»Das ist okay für mich, dann machen wir weiter.«

Als Nächstes eruierte Christine, welche Menschen weiterhin sogenannte »Macht- oder Seelenanteile« von mir besaßen: Mama (Macht und Seele), Oma von der Familienseite des Stiefvaters und Opa mütterlicherseits (ich erinnere mich nicht mehr genau, welche Anteile die Großeltern hatten) und eine frühere Freundin.

Mit mantraartigen Formeln, die Christine mir vorsprach, bat ich alle, mir meine Anteile zurückzugeben, und gab der früheren Freundin deren Seelenanteile zurück. Mir war nicht klar, was das genau bedeutete, aber es fühlte sich rechtschaffen an, wenn jede Person ihre eigenen Anteile besaß.

Bis hierhin war alles halbwegs nachvollziehbar, aber nun sagte Christine, dass einige Blockaden durch »Schwarze Wesen«, »Astralwesen« und »Außerirdisches« hervorgerufen wurden. Sie hatten sogar Namen, an die ich mich allerdings nicht mehr erinnere.

»Das übersteigt meine Vorstellung noch weiter«, sagte ich, machte aber trotzdem mit.

Ich sollte die Wesen mit einem bestimmten Mantra verscheuchen, das sie mir vorsprach. Als ich die Sätze still wiederholte, schoss blitzartig ein Schmerz in die rechte Schulter ein, der bis zum Hals ausstrahlte. Ich fühlte, dass sie nicht verschwinden wollten. Außerdem hatte ich den Namen eines der Wesen vergessen und ich traute mich nicht, die Zeremonie zu unterbrechen, um nach dem Namen zu fragen.

Christine pendelte nochmals und meinte, dass eines der Wesen verschwunden, das andere aber weiterhin da sei. »Das ist aber kein Problem, wahrscheinlich verschwindet es in den nächsten Tagen von selbst«, sagte sie.

Funktionierte es doch? Es konnte sich auch um Zufall handeln. Oder wurde ich mit etwas Übersinnlichem konfrontiert? Besteht das Leben auf unserer Erde aus mehr als dem, was ich mit den Sinnen wahrnehmen kann?

Zum Abschluss führte sie mich durch eine Meditation und nach einigen Minuten sah ich plötzlich trotz geschlossener Augen ein Licht aufgehen. Ich schaute später, ob es von draußen hätte kommen können, doch die Vorhänge waren zugezogen.

Während der ganzen Sitzung musste ich mehrmals gähnen und hätte vor Müdigkeit umfallen können. Als ich danach mit dem Auto weiter aufs Land hinausfuhr, um Opa zu besuchen, verschlimmerte sich der Zustand. Ich legte am Straßenrand einen *power nap* ein. Normalerweise wachte ich nach fünfzehn bis dreißig Minuten von selbst wieder auf. An jenem Tag aber schlief ich eine Stunde. Es fühlte sich an, als hatte die Arbeit mit Christine etwas verändert. Zumindest hatte sie mich todmüde gemacht.

Was war das genau, was die Energetikerin mit mir angestellt hatte? »Jeder Ort und jeder Zeitpunkt hinterlässt seine Abdrücke genauso wie jeder Mensch, den wir treffen, jedes Ereignis, das wir erleben, jede Erfahrung, die wir machen«, schreibt der Mediziner Johannes Huber in seinem Buch »Es existiert«. Hatten die Menschen, die Christine nannte, mein Gehirn auf eine Weise geprägt, die mir nicht zugänglich war? Huber erklärt dies mit der Quantenphysik. Die Neuronen meines Körpers sind Materie und zugleich Energie. Es schien, als hatte Christine Zugriff auf die abgespeicherten Energien meines Unterbewusstseins.

Gleich nach dem Wochenende versuchte ich, mit dem zweiten Onkologen zu telefonieren.

»Er ist nicht da«, sagte die Schwester.

»Wann kann ich ihn wieder erreichen?«

Ich wollte mit keinem Kollegen, sondern mit meinem angestammten Arzt sprechen, da er mich schließlich kannte und ich sonst die halbe Krankengeschichte erzählen hätte müssen. Nach mehrmaligem Nachfragen ergänzte sie:

»Er ist krank und wir wissen nicht, wann er wieder kommt.«

Sie verband mich mit dem Vertretungsarzt, mit dem ich bereits den besonders schlechten Beziehungsstart hingelegt hatte.

»Könnten Sie bitte wegen der Befunderstellung im anderen Spital nachfassen?«, bat ich.

»Ich kümmere mich darum, sobald ich Zeit habe.«

Da er sich drei Tage lang nicht bei mir meldete, rief ich selbst im anderen Krankenhaus an, um nachzufragen. Eine Woche war die Untersuchung zu diesem Zeitpunkt her – und siehe da, der Befund bereits fertig.

»Wir haben ihn nicht geschickt«, sagte die Assistentin der Nuklearmedizin, »weil Ihr Spital ihn im Computer einsehen kann.«

Dachte ich es mir doch, dass sich der Arzt nicht darum kümmerte.

»Können Sie ihn mir per E-Mail schicken?«, fragte ich. »Nein, aber per Fax«, sagte die Assistentin am Telefon. Telefax? Wie damals, im vergangenen Jahrtausend?

Sie faxte mir den Befund aufs Handy und ich staunte, als ich das Dokument öffnete: Es war bereits am Nachmittag des Untersuchungstags ausgestellt worden. So entstehen also unnötige Wartezeiten.

Ich las weiter. Mein Körper war von der Schädelbasis bis zum Schritt durchleuchtet worden. Kopf und Hals zeigten keine erhöhte Radioaktivität, was auf Tumoren in den Lymphdrüsen hingedeutet hätte. Die Lunge war ebenfalls tumorfrei. Die Leber zeigte eine normale Aktivität. Im Unterbauch, wo der zweite Onkologe ein Rezidiv vermutete, tauchte auch nichts auf. Lediglich die rechte Schulter strahlte fast fünfmal so stark wie der Referenzbereich in der Leber.

Wenn ich den Befund mit meinem medizinischen Laienwissen richtig deutete, dann war das Etwas in der Schulter die einzige Metastase. Ich atmete auf.

Am Mittwochabend der darauffolgenden Woche, mittlerweile Anfang Mai, sprach ich mit Dr. Machacek, dem Oberarzt des Krankenhauses Gersthof, in seiner Privatordination. Der orthopädische Chirurg und Tumororthopäde sah sich meine Befunde und Bilder an und bestätigte alles, was die Ärzte zuvor bereits gesagt hatten.

»Die Biopsie wird als Operation unter Vollnarkose durchgeführt, weshalb Sie für zwei Nächte im Spital bleiben müssen«, sagte er. »Ich hatte bisher keinen Patienten, bei dem ein Seminom als Metastase im Knochen auftrat, aber Ihre Tumormarker sprechen dafür.«

Das beruhigte mich. Andere Ärzte hatten bereits davon gesprochen, dass es sich sogar um Knochenkrebs handeln könnte, der üblicherweise schlechte Prognosen bot.

»Es könnte auch ein Lymphom sein, jedenfalls ist es aber ein aggressiver Knochentumor, das steht außer Frage«, ergänzte er. »Und die Erkrankung ist sicher bösartig.«

Mit jedem Arztgespräch, das ich bisher geführt hatte, festigte sich die Vermutung, dass der Tumor *nur* ein abgesiedelter Hodenkrebs war.

»Sie müssen den Arm zwar nicht sofort ruhigstellen, aber ich gehe davon aus, dass Frakturgefahr besteht«, sagte Dr. Machacek. »Der Knochen könnte durch die Schädigung des Tumors brechen.«

Wie hoch dieses Risiko war, konnte er mir leider nicht sagen.

»In der Operation werde ich den Knochen anbohren, damit ich mit einer Stanzbiopsienadel zum Tumor gelange«, erklärte er.

Anhand der Aufnahmen von der Magnetresonanztomografie maß Dr. Machacek die Ausdehnung des Tumors nochmals nach: in der Länge 7 Zentimeter und in der Breite 5 Zentimeter. Der Tumor hatte die Kortikalis, die Knochenrinde, bereits zerstört und war 1 Zentimeter über die alten Knochengrenzen hinausgetreten.

»Ich werde das Spital gleich informieren, damit Ihre Operation eingeschoben wird«, sagte er und überreichte mir die Freigabe zur Biopsie, die ich sogleich unterschrieb.

Noch nie zuvor war ich einem Arzt begegnet, der sich mir gegenüber derart verständnisvoll und einfühlsam zeigte, nicht gestresst wirkte und sich viel Zeit für das Gespräch nahm. Ich freute mich, dachte aber im nächsten Augenblick, dass vielleicht genau das der Unterschied zwischen Kassen- und Privatleistungen war. Diese Konsultationen bei den Ärzten und dass ich mir überhaupt so lange Zeit ließ, kostete – in zweierlei Hinsicht. Einerseits, weil ich jede Arztrechnung bezahlen musste und andererseits, weil ich kein Geld verdiente. Ich sollte eigentlich die Selbstständigkeit vorbereiten, doch der Beruf musste warten. Stattdessen beschäftigte ich mich wochenlang ausschließlich mit dem Tumor.

Ich vermutete, dass auch andere Patientinnen und Patienten,

die nicht zuvor in einer Privatordination waren, eingeschoben wurden, wenn es dringend war. Ein Unterschied war aber klar feststellbar: Es war das zweite Mal, dass sich ein Arzt eine volle Stunde für mich Zeit nahm. Die Ärzte im Nachsorgespital wurden schon nach fünf Minuten ungeduldig, weil ich nicht der einzige Patient war, der in der Ambulanz wartete.

Natürlich ist mir klar, dass in einem Spital beschäftigte Ärztinnen und Ärzte chronisch überlastet sind und viel zu viele Patientinnen und Patienten zu betreuen haben. Und ich weiß, dass ich eine Tendenz zum Hypochonder habe. Aber wenn der Arzt mich als Krebspatient nach der dritten Frage böse anschaut, dann stimmt etwas nicht mit unserem Gesundheitssystem.

Jedenfalls erhielt ich am Tag nach meinem Privattermin mit Dr. Machacek einen Anruf aus Gersthof.

»Sie können am Montag in der Früh kommen, da machen wir die Voruntersuchungen und am Dienstag ist dann die Operation«, sagte mir die Schwester.

Ich war froh, dass nun doch wieder alles so rasch ging, und ich war dankbar, dass ich anscheinend die richtigen Menschen dafür kannte.

Von meinem Erzeuger hatte ich bis zu diesem Zeitpunkt noch immer nichts gehört. Ich wollte es ihm nicht durchgehen lassen, dass sich die Geschichte wiederholte und er sich wieder nicht meldete.

Also schrieb ich Anfang Mai Nataša, dass ich eine Krebsdiagnose erhalten hatte und meinen leiblichen Vater gerne bald treffen wollte.

Innerhalb eines Tages antwortete sie, dass sie mit ihm telefoniert hatte und er bereit war, mich kennenzulernen. »So, now it is all up to you!«, waren ihre Schlussworte. Welch wundervolle Überraschung.

Ich fragte mich, wie es nun weitergehen könnte. Würde sie den Kontakt herstellen, oder könnte ich mich direkt bei ihm melden? Hatte er bereits gesagt, wann er sich mit mir treffen könnte? War er nur des Kroatischen mächtig oder könnten wir Englisch oder sogar Deutsch sprechen?

Ich schlug vor, dass ich an dem bevorstehenden verlängerten Wochenende nach Kroatien kommen könnte, aber noch nicht wusste, wann meine Krebstherapie beginnen würde. Diese könnte den Termin zum Platzen bringen. Aber ich spürte, dass es sich ausgehen würde.

Sensibilisiert durch die bisherigen Spitalserfahrungen erwartete ich das Schlimmste – und wurde positiv überrascht: Auf einer Anhöhe am Stadtrand, umgeben von einem beschaulichen Park mit ausladenden Bäumen und wunderbarem Blick auf Wien, war das Orthopädische Spital Gersthof in einem späten Jugendstilbau untergebracht.

»Wir haben hier nur hundertzwanzig Betten und ich kenne jeden, sogar die Hausarbeiter«, schwärmte die Stationsschwester, die wie alle anderen Krankenschwestern und -pfleger eine Freundlichkeit und Gelassenheit ausstrahlte, wie ich sie noch in keinem Spital zuvor gesehen hatte. Das Gleiche galt für das medizinische Personal.

Die Stationsärztin erzählte mir beim Aufnahmegespräch, dass sie sogar mit jenem Arzt zusammenarbeiten, der den Tumor vor zwei Wochen zu punktieren versucht hatte.

»Er ist sehr verantwortungsvoll«, sagte sie.

Ich war froh, dass er die Untersuchung letztens abgebrochen hatte.

»Wie sind Sie denn zu Dr. Machacek gekommen?«, fragte sie.

»Ein befreundeter Arzt hat den Kontakt hergestellt.«

»Ich gratuliere Ihnen, der Oberarzt ist sehr gut und Sie sind in Gersthof in den besten Händen.«

Ich kam mir vor, als hätte ich Luxusklasse gebucht. Die hohen Kastenfenster fluteten das Krankenzimmer mit Tageslicht und ermöglichten mir vom Bett aus freie Sicht ins Grüne. Durch eine Balkontür gelangte ich auf eine private Terrasse mit vielen Bäumen davor, auf der ich das Mittagessen einnahm. Hier herrschte absolute Ruhe. Gab es ein schöner angelegtes Spital?

Am Vorabend der Operation merkte ich, wie Unruhe in mir emporkroch. Ich versuchte zu meditieren, ging spazieren und tratschte mit dem Bettnachbarn. Schon lange war ich nicht derartig nervös gewesen. Ich führte mir das Ergebnis der PET-CT vor Augen: Das Ding im Oberarm war der einzige Krebs, der in mir wütete. Mir wurde klar, dass mit dieser Krankheit echt nicht zu scherzen war. Es ging um mein Leben. Ich hatte zwar keine Angst vor dem Tod, aber ich wollte es noch nicht beenden, ich war noch nicht fertig, ich hatte noch so viel vor. Der Arm schmerzte an jenem Abend mehr als an den vergangenen Tagen, und das lag sicher nicht nur an den Verrenkungen beim Röntgen am Nachmittag.

Viermal wachte ich in der Nacht auf. Obwohl ich meine CBD-Tropfen eingenommen hatte, holte ich frühmorgens zusätzlich noch eine Schmerztablette von der Nachtschwester.

CBD, das ist die Abkürzung für Cannabidiol, den schmerzstillenden Bestandteil der Hanf-Pflanze. Cannabidiol-Produkte sind Schmerzmittel auf pflanzlicher Basis und frei erhältlich, weil kein berauschendes THC enthalten ist. Es gibt keine Suchtgefahr bei Cannabinoiden, sie wirken aber nicht bei jedem Menschen. Nachdem klar war, dass meine Schulter aufgrund eines Tumors schmerzte, stoppte ich den Gebrauch pharmakologischer Schmerzmittel. Ich begann stattdessen, CBD-Öl zur Linderung der Tumorschmerzen einzunehmen.

Ich rechnete die unnatürlich starken Schmerzen in der Nacht meiner Aufregung vor der Operation zu. Die Schmerztablette ließ mich wieder einschlafen.

Als die Zimmerkollegen Frühstück bekamen, machte ich mich im Badezimmer für die Biopsie zurecht. Ich meditierte, als die Nachtschwester zu mir kam, um den Eingriff vorzubereiten.

»Das ist ein Dormicum«, sagte sie und gab mir ein Medikament. »Es reduziert die Wirkung des Stresses im Operationssaal.«

Ich bekam also eine Wurschtigkeitstablette.

In der Tat war ich superentspannt, als ich am Vormittag abgeholt wurde. Die Gelassenheit führte sogar zum fröhlichen Schmähführen mit dem Personal des Operationssaals, obwohl dort unzählige Mitarbeiter um mich herumwuselten und ich sie nur verschwommen sah, da ich die Brille im Krankenzimmer hatte lassen müssen. Ständig kamen Menschen in den Operationssaal und gingen wieder hinaus. Jetzt verstand ich, wozu es dieses Dormicum brauchte.

Da der erste Venenzugang an meiner linken Hand nicht richtig funktionierte, bekam ich direkt daneben einen zweiten gestochen. Kurze Zeit später spürte ich das Narkosemittel in die Vene strömen. Die kühle Flüssigkeit kribbelte in mir wie tausende Ameisen, aber es machte mir nichts aus, schließlich hatte mich der Wurschtigkeitsmodus fest in der Hand. Ich dachte an den Traum, den ich mir vorher zurechtgelegt hatte und war innerhalb weniger Sekunden ausgeknockt.

Nach der Operation fand ich mich im Aufwachraum wieder, ziemlich benebelt. Meine Wahrnehmung war dumpf, so als hörte und sah ich alles durch einen die Sinneseindrücke verzögernden Tunnel. Später erfuhr ich, dass ich nach Mittag zurück ins Krankenzimmer gebracht wurde, wo ich immer noch wie neben mir lag. Ich schlief wieder ein und erhielt am Abend endlich die erste Mahlzeit seit vierundzwanzig Stunden.

Der rechte Arm lag in einer schwarzen Armschlaufe, die mit einem dicken Polster aus Schaumstoff vom Körper abgespannt war. Ich hatte null Bewegungsspielraum, der Arm war mit einem üppigen Geflecht aus mehreren Klettverschlüssen richtiggehend eingesperrt. Einzig die Hand war frei beweglich, ab dem Handgelenk war der Arm gefangen. Ich streckte den linken Arm zum Schwesternrufknopf.

»Was ist das?«, fragte ich die Schwester, als sie ins Zimmer trat und den Alarm abschaltete. »Und was soll ich damit?«

»Das ist eine Schulterorthese«, antwortete sie. »Unbedingt

tragen! Wegen der Frakturgefahr.«

Also stand es wirklich schlecht um den Knochen. Meine Hände schwitzten und ich spürte den Puls schneller werden. Dr. Machacek kam und erzählte über den Verlauf der Operation.

»Das mit dem kleinen Schnitt und der Stanzbiopsie hat leider nicht funktioniert«, sagte er. »Daher hat es länger gedauert als die prognostizierten fünf Minuten.«

Er musste eine größere Öffnung als geplant schneiden und mittels offener Biopsie die Gewebeproben entnehmen. Der Muskel wurde in voller Tiefe längs durchtrennt und der Oberarmknochen lag sichtbar vor dem Arzt.

»Die äußere Schicht des Knochens ist sehr dünn«, sagte er. »Stellen Sie sich diese wie eine zerbröselte Eierschale vor, die nur noch von einer zarten Hülle, der Knochenhaut, zusammengehalten wird.«

Mir wurde schwummrig.

»Innen ist alles blutunterlaufen und ich hoffe, dass die Pathologie etwas mit den Proben anfangen kann«, sagte Dr. Machacek.

Ich stellte mir eine blutrote dickflüssige Masse vor, in der zerfressene Knochenbrösel schwammen. Mein Magen drehte sich.

»Jedenfalls war das Material zu schlecht, um sofort einen Gefrierschnitt anzufertigen und eine erste Aussage zur Tumorzelle treffen zu können.«

Ich war erschüttert. Was würde geschehen, wenn die Probe aus einem undefinierbaren Durcheinander verschiedenster Körperzellen bestand, das keinen Rückschluss auf eine bestimmte Tumorart zuließ? Würde der Arzt dann nochmals an einer anderen Stelle eine Probe entnehmen? Oder würde er gleich den gesamten Knochen entfernen?

Nun war wieder Warten angesagt: auf den histologischen Befund der Gewebeprobe aus der Pathologie, damit ich endlich erfuhr, was in meinem Körper heranwuchs, das dort nicht hingehörte. Je nachdem, um welche Krebszelle es sich handelte, entschied sich die Therapieform – und die Heilungschance. Ich hoffte, dass es glimpflich ausgehen würde: kein Knochenkrebs, sondern nur eine Hodenkrebsmetastase. In zehn bis vierzehn Tagen hätte ich Gewissheit.

Seit einigen Wochen war ich bereits dabei, das Warten zu lernen: bis ich jemanden am Telefon erreichte, auf die Termine mit den Ärztinnen und Ärzten, in Wartezimmern von Ordinationen und Ambulanzen, auf die einzelnen Befunde. Für mich persönlich war das hart. Im gelassenen Abwarten war ich immer schon mies. Jetzt blieb mir nichts anderes übrig.

Das ging mir im wahrsten Sinn des Wortes unter die Haut. Ich hoffte darauf, dass sich alles zum Besten wendete. Einen Tag nach der Operation hatte ich bei der Entlassung erhöhte Temperatur, was bei mir selten vorkam. Die Male, an denen ich im Erwachsenenalter mehr als 37 Grad Celsius hatte, konnte ich an einer Hand abzählen. Am Abend stieg das Fieber auf 38 Grad, verschwand bis zur Nacht wieder und schwankte an den folgenden Tagen weiter hin und her.

Um nicht ständig an den histologischen Befund zu denken, versuchte ich mich abzulenken, indem ich Freundinnen und Freunde traf. Der Krebs okkupierte dennoch die meiste Gesprächszeit, was mir sicher dabei half, die Erkrankung in mein Leben zu integrieren.

## Sicherheit

Eine Woche später, Mitte Mai, sprach ich mit Dr. Babits, dem Komplementärmediziner von der Krebshilfe.

Komplementäre Medizin umfasst Behandlungsmethoden als Ergänzung zur evidenzbasierten Schulmedizin. Sie ist von der sogenannten Alternativmedizin abzugrenzen, die sich als Gegenentwurf zur Schulmedizin sieht und deren Behandlungen zu ersetzen versucht.

Behandlungsmethoden beider Gebiete stammen aus den Bereichen Naturheilkunde, Körpertherapie, Entspannungsverfahren, Homöopathie, Osteopathie, Akupunktur, der anthroposophischen Medizin und der Traditionellen Chinesischen Medizin. Viele dieser Therapien unterliegen nach heutigem Wissensstand dem Placeboeffekt. Da die Begriffe leider oft synonym verwendet werden, ist es wichtig, die Intention zu beleuchten, mit der eine derartige Behandlung angewendet wird. Ist es das Ziel, ergänzend zu behandeln, also komplementär zur Schulmedizin, oder stattdessen?

Dr. Babits blickt auf eine Jahrzehnte andauernde Erfahrung im Bereich von Krebserkrankungen zurück und in dem aufgelockerten Gespräch mit ihm war hin und wieder sogar Platz für den einen oder anderen Scherz.

»Es wird sich bei Ihnen wohl um den sehr seltenen Fall einer Seminom-Metastase handeln«, sagte er. Das träfe mit den aktuellen Diagnosen am ehesten zu. »So etwas hat sehr gute Heilungschancen!«

Das freute mich, zu hören.

»Für einen klassischen Knochenkrebs, ein sogenanntes Osteosarkom, sind Sie zu alt.« Dieser träte statistisch im Alter von fünfzehn bis fünfundzwanzig auf. »Und machen Sie sich keine Sorgen wegen der Frakturgefahr, Sie sind jung«, sagte er.

Ich wollte am liebsten vor Freude springen. Dr. Babits schaffte es, mir die Angst vor möglichen Komplikationen und schwerwiegenden Diagnosen zu nehmen. Das Gespräch mit ihm gab mir Zuversicht und beeinflusste meinen weiteren Krankheitsverlauf nachhaltig.

Genau einen Monat war die Magnetresonanztomografie nun her. Obwohl ich die Bestätigung einer Bizepssehnenansatzentzündung erwartet hatte, teilte mir der Radiologe damals brühwarm mit, dass ich stattdessen einen aggressiven Knochentumor im Oberarm hatte. Seither hatte sich die Sicht auf mein Leben komplett verändert. Es wirkte auf mich, als zog ich immer nur die komplizierten Fälle an. Ich musste alles nachprüfen. Ich musste Sicherheit haben – Sicherheit über meine Entscheidung. Die Freigabe zur Therapie war schließlich kein Abendesseneinkauf oder eine Kinoreservierung. Es war etwas von Tragweite. Aber das eigene Wissen reichte nicht aus. Was wurde einem wie mir in solchen Situationen empfohlen? »Hol doch eine Zweitmeinung ein!« Eine? Ich konnte gleich mehrere einholen.

Dass mein Verhalten zusätzlichen Stress verursachte und ich mich zum »ungläubigen Thomas« entwickelte, wurde mir erst später bewusst. Das Gespräch mit Dr. Babits zeigte, dass es anders ging. Dass der Weg, den ich beschritt, sich unvermutet wieder ebnen konnte. Dass das Öl endlich ins Getriebe durchdrang und wieder ein Rädchen ins andere griff. Dass alles wieder besser zusammenpasste. So ging ich frohen Mutes in den zweiten Monat Knochentumordiagnose.

Eine Freundin empfahl mir, an einer Aufstellung teilzunehmen. Sie wusste von der Suche nach meinem Vater und sah im Hodenkrebs eine tiefer liegende Verbindung zu diesem Thema. Also stellte sie den Kontakt zu der Heilpraktikerin Andrea her.

Bei einer sogenannten Systemischen Familienaufstellung werden die Personen eines Familiensystems miteinander in Beziehung gesetzt und wie aus der Vogelperspektive betrachtet, um Muster zu erkennen. Ich hatte schon Aufstellungen am Systembrett mit Holzfiguren beigewohnt und selbst durchgeführt, also war die Thematik nicht komplett neu.

Wir fanden uns zu acht in Andreas Haus am Land ein, wobei nur drei, so wie ich, wegen eines bestimmten Themas gekommen waren. Die anderen Teilnehmerinnen und Teilnehmer agierten als sogenannte Stellvertreterinnen und Stellvertreter, handelten also als *menschliche Figuren* im Familiensystem der aufstellenden Person. In der Theorie entwickeln Personen, die eine Stellvertreterfunktion einnehmen, oft Gefühle und Gedanken, die dem System entsprechen. Diese Dynamik faszinierte mich.

Als ich an der Reihe war, erzählte ich vom Hodenkrebs, dem Tumor im Knochen, meiner Kindheit sowie von Mama, meinem Stiefvater und dass ich dabei war, meinen Erzeuger kennenzulernen. Zu weit in die Tiefe ging ich nicht, da ich die Stellvertreterinnen und Stellvertreter nicht beeinflussen wollte. Gerti war *Mama*, Toni der leibliche *Vater*, Lara der *Krebs*. Weil wir nur zwei Männer waren, stellte ich Lena statt mir auf.

Der *Krebs* und mein *Ich* gingen sofort eine symbiotische Beziehung ein. Es schien *mir* gutzutun, *mich* an ihm festzuhalten, doch brauchte *er mich* mehr, als *Ich* ihn. Benötigte *Ich* ihn vielleicht, damit er mein Vaterthema heilte? *Wir* hielten einander zuerst im Stehen, dann setzte *Ich mich* auf den Boden, der *Krebs* folgte.

Meine *Eltern* standen fernab, so weit wie möglich voneinander getrennt, und sahen sich nicht an, blickten nervös auf *uns* am Boden und im Wohnzimmer umher. Sie beteiligten sich nicht an der Szene, die in der Mitte des Wohnzimmerbodens ablief. Im nächsten Moment trafen sich ihre Blicke und trotz der Distanz war sofort erkennbar, dass *Mama* zu meinem *Erzeuger* aufsah, obwohl er damals nichts mehr von sich hören ließ. Einen Augenblick später hatte *er* einen liebevollen und respektvollen Ausdruck im Gesicht.

»Du bist ein Kind der Liebe«, kommentierte Andrea. »Aber es war halt nur eine Urlaubsbekanntschaft.«

Dem *Krebs* und *mir* schien mit der Zeit die Luft zum Atmen zu fehlen, und kurz darauf lagen *wir* eng umschlungen am Boden. Ab da nahmen meine *Eltern* am Geschehen teil.

»Übernimm endlich Verantwortung, nimm wahr, dass du der Vater bist«, sagte Gerti in der Rolle von *Mama*. »Es ist nicht so spät, wie du glaubst, die Zeit ist reif.«

Die beiden näherten sich und knieten sich vor *uns* hin. Ich erinnere mich nicht mehr, was dann geschah, aber irgendwann schien *Ich* den *Krebs* nicht mehr zu brauchen und ich tauschte mit Lena den Platz – ich schlüpfte in meine eigene Rolle.

Toni, ein großer fülliger Mann mit Glatze und Flaum im Haarkranz, nahm mich als mein *Vater* in den Arm. Augenblicklich fühlte ich mich geborgen und mir war, als spürte ich meine Wurzeln wachsen. Trotz ihrer Unsichtbarkeit erstreckten sie sich kraftvoll in die Tiefe.

»Ich wollte nur das Beste für dich«, sagte *Mama*.

»Ich bin dankbar, dass du es allein so gut hinbekommen hast, ihn aufzuziehen«, sagte *Vater*. »Ich bin froh darüber, da ich mein eigenes Packerl tragen musste.«

Hatte Mama mir alles erzählt? Wusste ich alles über meinen Erzeuger, was sie wusste, also alles, was ich wissen musste? Oder gab es vielleicht noch mehr, das ihre Beziehung beeinflusste?

Als der *Krebs* meinen *Vater* betrachtete, ließ er von mir ab. Er schien mich nicht mehr zu brauchen, setzte sich in eine Ecke des Zimmers und lächelte mich an. Ich sah ihn an und blickte im nächsten Moment auf eine fröhlich leuchtende Leinwand in strahlendem Gelb und Orange an Andreas Wohnzimmerwand. *Mama* und *Vater* legten mir ihre Hände auf die Schultern. Da spürte ich das Puzzleteil wieder, das mir vor einiger Zeit in den Rücken eingesetzt worden war.

»Warum zum Teufel bist du noch immer da?«, fragte ich Lara, die den Krebs verkörperte. »Halte ich unbewusst an dir fest? Bist du zum Selbstzweck geworden? Ich brauche dich doch nicht mehr. Du hast mir bereits den rechten Weg gewiesen. Du kannst jetzt verschwinden!«

Ich stand vor der Leinwand und spürte den Rückhalt meiner *Eltern*. Es zog mich zum Leben hin. Das Gelb hypnotisierte mich, das Orange schien mich zu verschlingen. Der *Krebs* lächelte mich an, ich zurück, wie zu einem guten Freund, von dem ich mich für immer verabschiedete. Ich drehte mich um, schaute meinen *Eltern* in die Augen, bedankte mich und lud sie zu einer Umarmung ein. Ihre Blicke lockerten sich und mir war, als hätte ich Steine von ihren Herzen fallen hören.

Natürlich handelte es sich um ein Schauspiel, Improvisationstheater ohne Publikum. Doch in ihren Bewegungen verhielt sich Gerti interessanterweise wie meine Mama. Es wird »repräsentierende Wahrnehmung« genannt, dass Stellvertreterinnen und Stellvertreter ähnlich oder gleich wie im realen Familiensystem sprechen und agieren. Dieses Phänomen wurde bis heute nicht restlos geklärt, jedoch wies der Diplomingenieur und Therapeut Peter Schlötter in einer empirischen Studie im Zuge seiner Dissertation nach, dass verschiedene Stellvertreterinnen und Stellvertreter ähnliche Wahrnehmungen in Systemaufstellungen anmerkten, wenn sie am selben Ort aufgestellt wurden.

War es also doch nicht nur Schauspiel, sondern auch Darbietung der Realität? War ich dabei, mein Vaterthema, dass mir stets das richtige Vorbild fehlte, ich so viele Jahre Nichts oder Falsches vorgelebt bekam, zu lösen?

Ich wollte weitergehen auf meinem Pfad, die Richtung entscheiden, nicht nur davon reden, sondern ins Tun kommen. Sobald ich den histologischen Befund und somit Auskunft über die Art der Krebszelle in meiner Schulter haben würde, könnte es weitergehen. Insofern brauchte ich den Krebs nicht mehr dafür, dass er mir den Weg zeigte.

Wieder zurück in Wien traf ich meine frühere Psychotherapeutin Birgit Hübner in ihrer Praxis nahe dem Stadtpark. Ich hatte die Therapie vor einiger Zeit beendet, doch nun bat ich erneut um ihre Hilfe.

»Sie haben vollkommen recht, wenn Sie so viele Untersuchungen machen lassen«, sagte sie. »Es gibt Menschen, die eher nichts wissen wollen und die Ärzte machen lassen. Und es gibt solche, die viel wissen wollen und Sicherheit brauchen.«

Ich zähle mich bis heute definitiv zur zweiten Kategorie. Wenn ich nicht weiß, was los ist, dann beunruhigt mich das. Ich kann die Kontrolle über mein Leben nur schwer abgeben. Vertraute ich den Ärztinnen und Ärzten blind, kam das einem Kontrollverlust gleich. Wobei ich durch den Krebs selbst schon die Kontrolle über meinen Körper verloren hatte. Ich wollte die

Zügel meines Lebens selbst in der Hand haben.

»Nach den neuesten Erkenntnissen haben beinahe die Hälfte der Menschen in ihrem Leben mindestens einmal eine Krebserkrankung«, sagte Hübner. »Es ist wichtig, dass Sie sich nun mit jenen Menschen umgeben, die Sie verstehen und die Ihre Situation nachvollziehen können.«

Das tat ich bereits.

Für mich war zu diesem Zeitpunkt erst einmal wichtig, die Situation in meinem Körper genau abzuklären. Ich wollte erst dann entscheiden, eine Chemotherapie zu machen, wenn ich genau wusste, was los war. Aus einem mir nicht mehr nachvollziehbaren Grund suchte ich damals einen Weg, der an der Chemo vorbeiführte. Einen solchen Pfad gab es für mich an keiner Stelle der Geschichte, aber das hatte ich zu diesem Zeitpunkt noch nicht erkannt.

»Arbeiten Sie in jedem Fall auf mehreren Schienen, also sowohl mit Schulmedizin als auch Komplementärmedizin, nicht nur einen der beiden Wege nehmen«, sagte Hübner. »Immer auch die Psyche mit einfließen lassen. Und selbst wenn Sie sich auf den Weg der spirituellen Selbstheilung begeben, dann müssen Sie sich trotzdem medizinisch begleiten lassen!«

Das war jetzt genau der Punkt, an dem ich mich befand. Die Entscheidung konnte nicht länger warten. Hübner gab mir eine Meditation mit auf den Weg, welche mir die Angst vor der Therapie nehmen sollte. Ich nahm mich selbst dabei auf, als ich sie laut las, damit ich sie später, während der Chemotherapie, jederzeit anhören konnte.

Nach der grundlegenden Bereitschaft meines Erzeugers, mich kennenzulernen, dauerte es Wochen, bis er sich endlich auf das Wie festgelegt hatte. Nataša schrieb mir, dass sie mit ihm telefoniert hatte. Er war nun offen für ein Treffen. »For that purpose I am giving you his cell phone number.«

Hatte ich mich verlesen? Wie vom Blitz getroffen schaute ich vom Handy auf, blickte durchs Küchenfenster hinaus und las das E-Mail Sekunden später nochmals. Da stand seine Telefonnummer!

Mein Kopf war plötzlich voller neuer Fragen. Wann könnte das Treffen stattfinden? Wo und wie? In welcher Sprache könnten wir uns unterhalten? Konnte es schon nächste Woche, am verlängerten Wochenende stattfinden – also noch vor dem Beginn der Krebstherapie?

Die Antwort der Anwältin erreichte mich flugs: »He speaks a little German so the best way is to call him and arrange a meeting by yourself.«

Nervosität überkam mich und mein Gehirn malte sich bereits das Telefonat aus. Würde ich ihn sofort erreichen? Wie war seine Stimme? Würden wir uns verstehen? Also rein sprachlich, aber auch inhaltlich.

Einige Tage später wählte ich seine Nummer. Ich saß im Wohnzimmer auf der Couch, hielt das Handy in der Hand und lauschte dem Freizeichen im Headset. Wildes Herzklopfen beherrschte meinen Körper. Doch mehr als das wiederkehrende Tuten hörte ich an diesem Tag nicht.

Am Ende der Woche versuchte ich es erneut. Ich saß wieder am selben Platz, scrollte durch die Nummern im Telefonbuch, atmete aus, atmete tief ein, lang aus, tief ein und schloss die Augen. *Ich bin ganz ruhig*, sagte ich im Geiste zu mir selbst. Klar war ich aufgeregt und gespannt, aber ich war nicht so unruhig wie beim ersten Versuch, als ich ihn nicht erreicht hatte.

Nach mehrmaligem Freizeichen sagte ich leise: »Komm schon, heb ab, heb ab« und ein Tuten später hörte ich seine Stimme:

»Ja?«

Ich nannte meinen Namen.

»Ja?«

Ich fragte, ob ich richtig verbunden war.

»Ja!«

Ich erklärte, woher ich die Nummer hatte, dass ich mich freute, ihn zu hören, und bedankte mich, dass er eingewilligt hatte.

Er sagte nicht viel außer »ja«, wirkte aber trotzdem freundlich und neugierig. Nächstes Wochenende könnte ich ihn in Kroatien kennenlernen. Am Samstag würde es passen.

Das erste Mal in siebenunddreißig Jahren sprach ich mit meinem leiblichen Vater! Mein Erzeuger, von dem ich mein ganzes bisheriges Leben nur eine Handvoll Fakten hatte.

Es freute mich, dass er so interessiert klang. Seine Stimme schien jugendlich, nicht wie jene eines schwerkranken 59-Jährigen. Endlich lernte ich den fehlenden Teil meiner Herkunft kennen. Mich überschwemmte ein Gefühl der Ruhe und Sicherheit. Ich war auf dem richtigen Weg.

»Ihr Knochentumor ist ein klassisches Seminom«, zitierte Dr. Machacek aus dem histologischen Befund, als ich in der vierten Maiwoche zur Nahtentfernung im Krankenhaus Gersthof war. Laut Statistiken metastasiert diese Hodenkrebsart nur in 0,7 Prozent der Fälle ausschließlich in einen entfernten Knochen, ohne gleichzeitig andere Metastasen zu bilden.

»Ich möchte eine Operation vermeiden«, sagte der Arzt, »auch wenn dies gegen die Einkünfte des Spitals spricht.«

Würde der Knochen halb herausgeschnitten und durch eine Tumorprothese ersetzt werden, hätte ich eine anhaltende Bewegungseinschränkung erlitten.

»Eine solche Prothese kann leider technisch nicht gleich funktionieren wie ein natürliches Schultergelenk, und auch nicht wie eine normale künstliche Schulter«, erklärte er.

Der Grund: Bei dieser Art von Operation wird neben dem Knochen zusätzlich auch noch angrenzendes Gewebe der Bänder und Muskeln entfernt.

»Ihr Oberarmknochen wird sich nach der Radiochemotherapie wieder zurückbilden, wenn das Tumorgewebe vom Immunsystem abgebaut wurde«, sagte Dr. Machacek, »doch das dauert. Nicht Wochen, eher Monate.«

Ich müsste Geduld haben. Jene Schule besuchte ich bereits. Und währenddessen?

»Für diese Zeit, also solange die Stabilität des Knochens nicht gewährleistet ist, sollten Sie den Arm in der Schulterorthese lagern und auf ihn achtgeben.«

Markus, ein Freund von mir, ist Psychoonkologe, also auf die psychologische Betreuung von Krebspatientinnen und -patienten spezialisiert. Ich besuchte ihn in seiner Praxis in der Wiener Innenstadt. In dem sonnendurchfluteten Behandlungszimmer, wo er mich barfuß empfing, fühlte ich mich sofort wohl.

»Ist die Diagnose gesichert?«, fragte er.

Das war die zentrale Frage. Ich zog den histologischen Befund aus der Tasche und schob ihn über den Tisch.

»Hier, lies selbst«, sagte ich.

Während Markus die Zellanalyse überflog, feierten noch viele weitere Fragen in mir Hirnfasching: War die Kombination aus Chemotherapie und Bestrahlung die einzige Alternative? Wie viel Zeit hatte ich noch zum Entscheiden? Wie viel ernster könnte der Zustand des Knochens noch werden, mit jedem Tag, den ich extra zuwartete? War es sicher, dass der Knochen in solch einem miserablen Zustand war? War Operation und Entfernung des Knochens eine realistische Option? Und somit der lebenslange Verlust des Bewegungsspielraums meines Arms?

Wohl kaum! Ich wollte wieder Sport treiben, laufen, klettern, Rad fahren und Liegestütz machen.

Sollte ich noch weiter abwarten und währenddessen auf die Selbstheilung setzen? Noch mehr meditieren und darauf vertrauen, dass sich der Tumor damit von selbst zurückbildete? Darauf vertrauen, dass sich etwaige weitere noch schlummernde Krebszellen in meinem Körper ebenso in Luft auflösten? War es sicher, dass der körperliche Zustand immer nur schlimmer werden würde?

Ich fühlte mich nicht krank. Ich konnte nur den Arm nicht bewegen. Ich wusste nicht mehr weiter.

Wie viel Zeit gab ich mir und dem Krebs? War ich fähig, den Ärzten zu vertrauen? Wie sicher waren sie selbst in dem, was sie sagten? Wie viel Sicherheit brauchte ich noch? Welche Sicherheit brauchte ich überhaupt?

»Warum haderst du denn noch?«, fragte Markus nach langer Diskussion eindringlich. »Du weißt es doch schon: Dein Bauch hat sich längst entschieden, nur das nervige Hirn rüttelt noch am Entscheidungsbaum!«

Scheiße, ja! Mein Gehirn hörte nicht auf, unentwegt zu zweifeln.

Markus schaffte es, mir mit einer Empathie zu begegnen, wie sie mir selten zuvor von einer Ärztin oder einem Arzt entgegengebracht worden war. Das Gespräch erreichte eine ehrliche und vertraute Ebene, wie ich sie selbst von meinen besten Freundinnen und Freunden nicht kannte. Wir philosophierten darüber, was es heißt, *krank* oder *gesund* zu sein, und ich war froh, einen Arzt wie ihn zu meinem Freundeskreis zu zählen.

»Und jetzt leg dich auf die Liege«, sagte er. »Ich will die Tumorzellen aus ihrem Schlaf wecken, damit sie aktiv werden und somit die Bestrahlung und die Chemotherapie besser wirken kann.«

Ich zog die Socken aus und Markus drückte mit den Daumen immer fester in meine Sohle. Es schmerzte, als stach er mir Eisstollen für Pferdehufe in die Füße. Das war also der Weg, den Tumor anfälliger für die Behandlung zu machen?

»Warte noch etwas, bevor du auftrittst«, sagte er nach der Fußreflexzonenmassage.

Ich blieb auf der Liege sitzen und wartete, dass der Schmerz in den Sohlen nachließ.

»Eine Hausaufgabe habe ich noch für dich«, sagte er. »Befasse dich mit dem Tod und dem Sterben!«

Das saß. Darüber hatte ich zuvor noch nie tiefgreifend nachgedacht. Tod *und* Sterben. Wo lag eigentlich der Unterschied?

Mir fiel der Grund meines Besuchs wieder ein: Ich suchte Sicherheit – und mir war schlagartig klar, auch wenn das banal klingen mag, aber es war mir zuvor nicht bewusst, dass nur der Tod hundert Prozent sicher ist.

Vielleicht sollte ich mich auf meine Intuition verlassen? »Dein Bauch hat sich längst entschieden«, hatte Markus vorhin gesagt.

Vom einen Tag auf den anderen war der Tod zum Anfassen nah.

»Opa liegt mit Blutvergiftung im Spital«, sagte Mama am Telefon, »und die Ärzte meinen, dass es nicht gut um ihn steht«.

Im vergangenen Winter war mein Opa von der stiefväterlichen Familienseite gestorben. Damals war ich in einer Nacht-und-Nebel-Aktion mit dem Auto ins Mostviertel rausgefahren und verbrachte drei oder vier seiner letzten Stunden bei ihm im Spital. Sprechen konnte ich leider nicht mehr mit ihm. Nun wollte ich nicht schon wieder fast zu spät kommen und stieg kurzerhand in den Zug, denn Autofahren konnte ich mit der Schulterorthese nicht mehr.

Opa sah erschreckend aus. Die fahle Haut hing schlaff um den viel zu schmalen Kiefer, weil die dritten Zähne fehlten. Er reagierte zwar auf Ansprechen und Berühren, doch konnte die Augen entweder nicht offen halten oder starrte geradeaus an die Decke. Immer wieder hustete er. Es gelang ihm aber nicht, sich vom Schleim in der Lunge zu befreien. *Versuch selbst mal im Liegen zu husten, wenn du keine Kraft mehr hast*, dachte ich. Er tat mir leid. Ich hätte ihn gern erlöst.

Die Hausaufgabe von Markus kam mir wie eine Vorahnung vor. Natürlich war das blödsinnig, aber der Krebs, die Vatersuche und Opas Sterben wirkten trotzdem nicht wie ein Zufall.

An den folgenden Tagen bot sich mir das gleiche Bild. Ich saß jedes Mal neben dem Bett und hielt seine Hand. Manchmal sprach ich mit ihm. Ich erzählte, was ich erlebte und wie es dem Arm ging. Währenddessen sinnierte ich über die Hausübung, die Markus mir aufgegeben hatte. Ich fühlte das Sterben.

# Krebstherapie

Da mein zweiter Onkologe noch immer nicht wiederaufge-
taucht war, legte ich seiner besonders sympathischen Vertretung den definitiven histologischen Befund vor.

»Na dann können wir ja beginnen!«, rief er und sprang auf.
Vielleicht sagte er auch etwas Ähnliches. Ich erinnere mich
nicht mehr genau, da mich der Satz wie ein Hammer traf. Mir
wurde schwummrig, als ich daran dachte, dass dieser Arzt bereits mein dritter Onkologe werden würde.

Aus einem Hängeregister am Fenster kramte er den Aufklärungsbogen für die Chemotherapie, beorderte seine Assistentin herbei, setzte sich zu mir an den Besprechungstisch,
erklärte die ersten paar Details der weiteren Vorgehensweise,
unterbrach sich selbst mitten im Satz und sagte: »Wir werden
zuerst bestrahlen.«

Er rutschte auf die vorderste Sesselkante, griff nach dem Telefon und vereinbarte einen Termin in der Radiologie für den
darauffolgenden Tag. Seine Augen sprangen dabei ständig
zwischen dem halb ausgefüllten Aufklärungsbogen und dem
Kugelschreiber in der Hand hin und her. Mich sah er nicht an.

»Moment mal, entschuldigen Sie!«, rief ich dazwischen. »Ich
möchte noch eine Zweitmeinung einholen.«

»Was?« Er blickte mich ungläubig an.

Aus dem Telefonhörer vernahm ich die Stimme seines Kollegen in der Radiologie.

»Nein, vergessen Sie es, der Patient will eine zweite Meinung«, schnaubte er und knallte den Hörer auf die Gabel.

»Ja, dann können wir eh gleich aufhören!«, warf er mir entgegen. »Bei wem wollen Sie sich denn erkundigen?«, fragte er
und ging, ohne meine Antwort abzuwarten, zurück zu seinem
Schreibtisch.

Mir war entgangen, wieso das Gespräch entgleist war. Seine
forsche Art ging mir massiv auf den Sack.

»Ich weiß nicht, warum Sie jetzt so emotional werden«, sagte ich.

Er blickte mich an, kam näher, setzte sich und erklärte mir in bewusst ruhigen Worten die geplante Therapie weiter. Eine Erklärung auf meine Bemerkung hatte ich nicht erhalten, aber die erwartete ich sowieso nicht.

»Geben Sie halt dann Bescheid, was Sie machen wollen«, sagte er am Ende des Gesprächs.

Ich fühlte damals schon, dass ich mich in diesem Spital nicht weiter behandeln lassen wollte.

Zwei Tage später geriet ich langsam in Zeitnot. Damit das Treffen mit meinem leiblichen Vater klappen konnte, musste ich schleunigst eine Fahrt organisieren. Ich dachte an meine engsten Freunde. Zwei wohnten am Land und einer in der Stadt. Alle hatten sie Familie mit jeweils ein oder zwei Kindern. Wer konnte am ehesten Zeit haben? Vielleicht jener, mit dem ich früher, in unserer gemeinsamen Jugend die meiste Zeit verbracht hatte? Ausgehen, durchzechte Nächte, in der Schottergrube mit ein oder zwei Flaschen Wein bewaffnet den Nachmittag in der Sonne dahinziehen lassen, gemeinsames Campen, am Pool meiner Großeltern abhängen, Tratschen, Ausflüge und Wanderungen, Kino, Cocktailtrinken, Musikfestivals, Spieleabende. Ich wählte Ruperts Nummer.

»Willst du mir einen sehr großen Gefallen tun?«, fragte ich und erzählte, worum es ging.

»Ja!«, willigte er ohne Bedenkpause ein.

Wir würden also gemeinsam nach Kroatien fahren!

Auf Empfehlung stellte ich mich im Wilhelminenspital im Westen von Wien vor. Dr. Weißmann, der Leiter der hämatologisch-onkologischen Ambulanz, hatte bereits mit meinem Tumororthopäden Kontakt aufgenommen und den Zustand meines Arms besprochen.

»Da nun keine Operation angedacht ist, wird zuerst bestrahlt und dann mit der Chemotherapie begonnen«, sagte er und verbreitete eine angenehme Ruhe im Raum. Sofort war mir klar, dass ich die Behandlung hier durchführen lassen würde, statt in meinem Nachsorgespital.

Um die Kontraindikation für ein bestimmtes Zytostatikum, eines der Medikamente der Chemotherapie, abzuklären, planten wir einen Lungenfunktionstest.

»Mit der Bestrahlung können wir schon mal beginnen, die ist nahezu nebenwirkungsfrei für den Körper«, sagte Dr. Weißmann.

Die wichtigste Nachricht, die ich aus dem Gespräch mitnahm, und an der ich mich über die ganzen folgenden Monate wie an einem Strohhalm festhielt, kam erst zum Schluss:

»Ihre Therapie ist *nicht lebenserhaltend!*«

Ich schluckte, spürte meinen Puls ansteigen und überlegte, wie die umständliche Verneinung zu verstehen war, bis Dr. Weißmann zu Ende sprach:

»Sie ist als *kurativ* einzustufen – wir rechnen mit vollständiger Heilung.«

Vor der Fahrt nach Kroatien standen also noch zwei Termine im Spital an: die Besprechung und Simulation der Strahlentherapie sowie der Lungenfunktionstest.

»Ich fahre dich hin«, sagte mein Mitbewohner Stephan beim Frühstück spontan, der dankenswerterweise gerne den Chauffeur spielte.

Das Institut für Radioonkologie, in dessen Ambulanz die Bestrahlung durchgeführt werden sollte, war im Keller des Onkologiegebäudes untergebracht.

»Ich bin zur Therapiesimulation hier«, sagte ich an der Aufnahme.

»Bitte warten Sie einen Moment, der Doktor holt Sie gleich.«

Wenig später führte mich ein Arzt einen breiten Gang entlang zu einer schmalen Umkleidekabine, die mich an die Magnetresonanztomografie-Untersuchungen erinnerte.

Durch einen weiteren fensterlosen Gang, vorbei an Computern mit kompliziert aussehenden Grafiken und Zahlenreihen, wurde ich in den Behandlungsraum gebracht, an dessen Ende ein riesiges medizinisches Gerät stand, größer als alles bisher Gesehene: der Linearbeschleuniger. Wieder einmal legte ich mich auf die Liege vor einer Maschine und wartete. Als der Arzt den Raum verließ und sich das Gerät in Bewegung setzte, wusste ich nicht, wie mir geschah. Um mich herum fuhren meterbreite rechteckige Geräteteile aus der Apparatur und umkreisten mich wie gigantische Hände. Es schien, als begutachteten diese Flügel mich. Sie drehten sich rund um meinen Körper und sogar unter mich, denn mein Oberkörper lag auf dem frei schwebenden Ende der Liege. Der Arzt hatte zuvor gesagt, dass in diesem Moment abermals Bilder meines Oberarmkopfs auf Basis einer Computertomografie aufgenommen wurden. Anhand dieser Daten berechneten sie die optimalen Bestrahlungswinkel sowie die Strahlendosis und simulierten die bei mir geplante Radiotherapie in einem Computermodell. Das Ziel dieser Berechnung war, eine höchstmögliche Zerstörung des Tumors bei gleichzeitig möglichst geringer Schädigung anderer Körpergewebe zu erreichen.

Zwei medizinisch-technische Assistentinnen traten in den Raum, um an meinem Arm Markierungen anzubringen, damit die Therapie in den nachfolgenden Tagen immer an derselben Körperstelle durchgeführt werden konnte. Sie dunkelten das Licht halb ab, um die Laserstrahlen besser sehen zu können, die kreuz und quer durch den Raum strahlten und sich auf meiner Schulter abzeichneten. Diese Linien zogen sie mit verschiedenfarbigen Stiften exakt nach.

»Waschen Sie die Markierungen bitte nicht ab«, sagte eine der beiden und ich fragte mich, ob sie nicht über das Wochenende von selbst verblassen würden.

Für den Lungenfunktionstest wechselte ich das Gebäude. Die Räume der Abteilung für Pneumologie erinnerten mich an ein verstaubtes Amt. Spannend, genau hier die Lunge zu testen.

Das Ergebnis erhielt ich prompt: Meine Lunge war gesund. Ich konnte also ohne Bedenken jenes Teilmedikament der

Chemotherapie erhalten, das in manchen Fällen die Lunge schädigen könnte. Ob ich mich darüber freuen sollte, war ich mir nicht sicher. Allerdings bestand durch die volle Wirkungsbandbreite der Chemotherapie die Chance, mit einer kürzeren Behandlungsdauer auszukommen.

## Mein leiblicher Vater

Rupert holte mich zu Mittag von zu Hause ab.

»Darf ich dir einen Kaffee anbieten?«, fragte ich.

»Danke, lass uns lieber gleich losfahren.«

Aus Österreich waren wir schnell draußen, aber die Fahrt durch Slowenien dauerte eine gefühlte Ewigkeit und der Weg durch Kroatien zog sich ebenso wie ein alter Kaugummi. Kurz vor dem Zielort rief ich bei unserer Vermieterin an und gab ihr wie gewünscht die Ankunftszeit durch. Ich hatte eine Wohnung in der Altstadt angemietet. Als ich den Ort sah, an dem ich am nächsten Tag meinen leiblichen Vater kennenlernen würde, war ich augenblicklich aufgeregt. Die alten Gemäuer, das südländische Flair und der venezianische Einfluss der Bauten erinnerten mich an den Stil Triests. Wir spazierten eine kurze Runde durch die Altstadt, suchten uns ein Restaurant mit Blick aufs Meer fürs Abendessen und gingen früh zu Bett.

»Soll ich dich begleiten?«, fragte Rupert am nächsten Tag nach unserem Frühstück am Hafen.

»Danke, das ist lieb von dir. Aber ich gehe lieber allein.«

Am Weg zum vereinbarten Treffpunkt steigerte sich meine Nervosität zusehends. Ich ging langsam, wollte die Fußsohlen fühlen, wie sie am Boden abrollen, wollte mich spüren, strich im Vorbeigehen über die alten Steine der Stadtmauer und sog die Gerüche des Obst- und Gemüsemarkts ein.

Als ich am Treffpunkt ankam, war mein Vater noch nicht da. Ich blickte mich um. War er vielleicht dieser eine Mann, der an einem Tisch im Restaurant nebenan saß? Das Alter passte nicht ganz und er hatte ein zweites Getränk vor sich stehen. Vermutlich war er mit jemandem hier. Oder war er jener, der schon vor einer halben Stunde hier herumgestanden hatte, als ich das erste Mal da war, um die Adresse zu suchen? Eine Frau lenkte ihren Kinderwagen an den Tisch. Das zweite Getränk gehörte ihr. Okay, dieser Mann war es nicht. Ich blickte zum anderen hin, er sah mich, ich ging hin und sprach ihn mit dem Namen meines Vaters an. Er blickte mich nur verständnislos an und schüttelte den Kopf. Eine Viertelstunde verging. Ich wurde unsicher.

Hatte er das Treffen vergessen? Wohl kaum. Würde er nicht kommen? Das konnte ich mir nicht vorstellen, nachdem wir bereits miteinander telefoniert hatten. War vielleicht etwas passiert und er konnte gar nicht kommen? Ich rief ihn an. Er hob ab.

»Bitte entschuldige, ich bin unterwegs. Ich bin gleich da«, sagte er.

Zehn Minuten später bog ein Mann in die Straße ein, der sichtlich nach etwas suchte. Ich erkannte in ihm sofort jenen Mann, der vor vier Jahrzehnten seine Fotos meiner Mama geschickt hatte. Er war kleiner als in meiner Vorstellung, wog mehr als damals und sah klarerweise vierzig Jahre älter aus. Das Gesicht hatte aber dieselben Züge. Ich sprach ihn an.

»Nenn mich Stipe«, sagte er. Seinen richtigen Vornamen verwendete er normalerweise nicht. Er rang nach Luft und blickte nervös herum, als suchte er etwas.

»Wollen wir uns in ein Café in der Nähe setzen?«, fragte ich.

Dort war weniger los als in der Straße, in der wir uns trafen. Weil sein Herz so in Mitleidenschaft gezogen war, ging er recht langsam und vorsichtig. Es war unübersehbar, dass er schwer krank war, doch er wirkte ausgesprochen nett auf mich. Das stimmte mich froh. Wir setzten uns an einen Tisch, der halb unter einem Sonnenschirm stand. So konnte er im Schatten sitzen und ich in der Sonne.

»Was trinkst du?«, fragte er mich.

»Einen Espresso bitte.«

Stipe bestellte Coca-Cola und zwei Kaffee.

»Bist du dir sicher, dass ich der Richtige bin?«, fragte er. »Es ist doch nur einmal passiert und alles ging so schnell.«

Offensichtlich zweifelte er an der Vaterschaft – und auch an Mamas Vertrauenswürdigkeit, obwohl er sich an sie erinnern konnte. »Als die Anwältin sagte, dass du Greiner heißt, klingelte es sofort«, erzählte er.

Hatte er die Briefe vergessen? Ich wollte ihn nicht schon in den ersten Minuten des Gesprächs damit konfrontieren, dass er eigentlich von der Schwangerschaft hätte wissen müssen. Vielleicht hätte ich es dennoch tun sollen, denn unsere Unterhaltung nahm nur langsam Fahrt auf. Es kam mir vor, als mussten wir uns zuerst beschnuppern, bevor wir persönlicher miteinander reden konnten. War es überhaupt möglich, ans Eingemachte zu gehen? Wir kannten uns doch gar nicht. Ich teilte bloß die Hälfte meiner Genetik mit ihm.

Er griff zögerlich nach der Espressotasse und trank den Kaffee auf einen Zug aus. Seine Unsicherheit strahlte auf mich aus. Ich stellte Verständnisfragen, wollte abklären, ob das, was ich von Mama und Nataša über ihn wusste, mit seiner Wahrheit übereinstimmte. Im Nachhinein schämte ich mich dafür, da er sich vermutlich wie bei einem Verhör vorkam.

»Ich war sehr überrascht, als mir die Anwältin erzählte, dass ich einen erwachsenen Sohn habe«, sagte er. »Nein, ich war schockiert.«

Ich spürte, wie ihn jener Schockzustand noch immer beherrschte, obwohl mittlerweile einige Wochen vergangen waren. Nach so langer Zeit tauchte plötzlich ein Sohn auf.

»Warum meldest du dich jetzt erst?«, fragte er und schenkte Coca-Cola in ein Glas mit Eiswürfeln.

Ich erzählte meine Geschichte und versuchte, seine Frage zu beantworten. Ob es mir gelungen war, konnte ich nicht mit Sicherheit sagen. Ich denke, dass ihm die Erklärung meines damaligen Vaterwunsches und die jüngste Beschäftigung damit als Antwort ausreichte. Jedenfalls ließ er sie unkommentiert und erzählte im Gegenzug seine Lebensgeschichte.

Stipe sprach über seine Jugend, das Fußballspielen, die ersten Jobs, den Militärdienst und seine Selbstständigkeit, die ihn einerseits erfüllte, aber andererseits in immense Probleme beförderte.

»Ich war immer zu nett zu den Leuten«, sagte er und meinte damit seine Kundinnen und Kunden. Viele bezahlten die Rechnungen nicht und nach einigen Jahren war er gezwungen, das Geschäft wieder zu schließen. »Auf den Schulden blieb ich sitzen.«

Mit zittrigen Händen zündete er sich eine Zigarette an.

»Dann kam der Krieg. Niemand hatte Geld, es gab keinen Strom, das Essen war knapp, viele Menschen waren plötzlich weg.«

Ich nahm das Leid in seiner Stimme wahr und wie die Erlebnisse an seinem Selbstbewusstsein nagten.

»Nach dem Krieg übernahm ein Freund ein Gasthaus in Deutschland. Er fragte mich, ob ich helfen kann, die Einrichtung zu bauen.«

Stipe willigte ein und blieb als Kellner dort, während der Saison, jeweils für ein halbes Jahr. Den Rest des Jahres war er zuhause und kümmerte sich um seine Eltern. »Ich sparte viel«, sagte er.

Für einen Augenblick schien mir seine Mimik entspannter. Dachte er an eine schöne Zeit in seinem Leben? Einen Abschnitt der Sorglosigkeit? Aus seinen Erzählungen schloss ich, dass sein ganzes Leben von Geldsorgen und Existenzängsten durchzogen war und ich schätzte, er hatte sie weiterhin.

»Dazwischen hatte ich immer wieder Verletzungen«, sagte er und erzählte von Schäden am Knie, Arbeitsunfällen und aufwändigen Operationen. »Kranksein kostet viel Geld in Kroatien.«

Zuletzt erlitt er den Herzinfarkt. Ich fragte mich, wie es nur möglich war, soviel Pech zu haben. Er tat mir leid.

»Zum Glück ist mir das in Deutschland passiert«, erzählte er. Das Gasthaus war nur dreihundert Meter vom Krankenhaus entfernt und die Rettung hatte eine kurze Anfahrt. »Wenn es mir in Kroatien passiert wäre, würde ich jetzt nicht mehr leben.«

Nach der Rehabilitation tauschte er mit seiner Frau die Rollen. Sie ging nach Deutschland und er kümmerte sich um den achtjährigen gemeinsamen Sohn und den Haushalt. Immer wieder hatte er Termine im Krankenhaus, sein Sohn war dann allein zu Hause, wie auch während des Treffens mit mir. Stolz zeigte mir Stipe Fotos seines Sohns auf seinem Handy. Ein pausbackiger Schulbub mit warmherzigen Augen lächelte mir entgegen.

»Heirate früh! Warte nicht so lange wie ich«, sagte er.

Tief in mir drinnen fühlte ich mich schuldig, dass ich sein mit Schicksalsschlägen gepflastertes Leben noch um einen Aspekt reicher gemacht hatte. Hatte ich zu egoistisch gehandelt? Hätte ich mit Natašas Auskunft, dass er lebte, zufrieden sein sollen?

Bevor er ins Auto stieg, nahmen wir ein gemeinsames Foto auf. Als wir uns umarmten, spürte ich Respekt und Verbundenheit. Er legte die Arme behutsam um mich, aber seine Brust berührte meine mit deutlichem Druck. Der Puzzlestein saß nun fest im Gefüge.

Bis hierhin hatte ich ein Leben geführt, ohne meinen Erzeuger gekannt zu haben. Nun festigten sich meine Wurzeln. Ich dachte mir in jenen Monaten oft: Plötzlich ergibt vieles Sinn. Selbst wenn einiges im Leben meines Vaters schiefging, er machte weiter. Immer wieder. Vielleicht habe ich das von ihm.

Ich war dankbar, dass er einem Treffen zugestimmt hatte, und freute mich, dass ich ihn kennenlernen durfte. Warum hatte ich es nicht schon früher getan? Warum hatte ich als Kind und Jugendlicher kein Interesse an ihm? Nur weil ich von meinem Stiefvater frustriert war?

Es war längst überfällig für mich, Stipe zu begegnen. Egoismus hin oder her.

Nun konnte ich mich endlich auf die Krebsbehandlung konzentrieren. Ich freute mich darauf, an der Heilung zu arbeiten.

# Mein Notfallkoffer

*Möge ich sicher sein,*
*Möge ich in Frieden sein,*

## Angst und Unsicherheit

In den Wochen nach der zweiten Krebsdiagnose fühlte ich mich, als wäre mein Leben auf Autopilot geschaltet. Fremdbestimmt. Der Krebs war schuld daran. Ich funktionierte bloß und kümmerte mich um die genaue Abklärung, als wäre es ein Projekt, dessen Manager ich war. Die Scheuklappen versperrten mir den Blick zur Seite und ich rannte ohne Rast durch das Neuland Krebsdiagnose. Auf welchem Weg ich mich befand, sah ich nicht, ich hatte die Kontrolle über die Laufrichtung verloren.

Ich hatte keine Lust auf Fremdbestimmung.
Ich war stärker als der Krebs.
Ich schrieb alles auf.

Ich konnte mich ab sofort nicht mehr selbst belügen, denn es stand schwarz auf weiß, was mich bewegte und welche Gefühle in mir aufkamen. Ich konnte die einzelnen Gespräche mit den Ärzten besser unterscheiden und die Fakten im Kopf ordnen. Auf diese Weise fand ich wieder zurück zu mir. Ich landete wieder in der Gegenwart und konnte die kreisenden Gedanken bremsen. Das Schreiben brachte mich zurück ins Leben. Ich öffnete damit ein Fenster zum Unterbewusstsein. Warum war ich abermals an Krebs erkrankt? War ich selbst an meiner Krebserkrankung schuld? Hatte ich eine Leiche im Keller, von der ich nichts wusste?

Abgesehen davon wollte ich weiterhin die Unternehmensgründung als Kaffeetrainer durchziehen, wie ich es in den vergangenen Wochen geplant hatte: Die Testtrainings, die ich abgehalten hatte, liefen perfekt und bereiteten Spaß, den Teilnehmenden und mir selbst. Alle, mit denen ich sprach, sagten, dass ich sicher genügend Aufträge finden würde. Der Widerhall aus dem Markt war also gut. Diese Geschäftsidee fühlte sich nun endlich richtig an und ich war mir sicher, dass ich damit Erfolg haben könnte. Ich wollte wieder Freude an der Arbeit haben. Ich wollte meinen Lebensunterhalt mit Vergnügen verdienen. Die Krebsdiagnose bremste mich vielleicht ein bisschen, doch abhalten konnte sie mich nicht von meiner Selbstverwirklichung. Ich ließ mich vom Krebs nicht auf Autopilot setzen. Wie an eine neuartige Unternehmung tastete ich mich an die Bewältigung der Krebserkrankung heran. Nach und nach packte ich alle Tipps und Strategien, die für mich passend erschienen, in meinen höchst persönlichen Notfallkoffer.

Bei der ersten Krebsdiagnose zwei Jahre zuvor war alles blitzschnell gegangen. Schnipp und raus, alles weg, wir sehen uns in drei Monaten wieder. Damals hatte ich ehrlich gesagt nicht besonders nachgedacht und weitergemacht wie zuvor. Also, nicht dass ich die Krankheit ignoriert hatte, aber es war schließlich alles wieder gut nach der Operation. Warum hätte ich mich noch mehr mit der Krebserkrankung befassen sollen? Ich ging doch regelmäßig zu den Nachsorgeuntersuchungen.

Jedenfalls war es mir peinlich: Krebs im Intimbereich, im Hoden, in den Geschlechtsorganen. Im Alltag bekam niemand etwas mit, außer vielleicht in der Sauna. Ich hatte den Krebs in der Hose versteckt und mir oft genug auf die Zunge gebissen. Gesprochen hatte ich nur mit meinem engsten Umfeld darüber.

Mit der erneuten Krebsdiagnose breitete sich schlagartig eine ungeheure Unsicherheit in meinem Leben aus. Ich stand am Rande eines Abgrunds und unter meinen Füßen bröckelte die Erde weg. Dieses Gefühl war komplett neu für mich. Ich hatte mich im Jahr davor bereits sehr sicher gefühlt und war voller Selbstvertrauen. Plötzlich war sie wieder da, die Angst. Vermessen, zu glauben, dass ich angstfrei war. Aber warum noch einmal Krebs?

In einem Workshop von Markus, den ich kurz davor besucht hatte, beleuchtete er mit mir und den anderen Teilnehmerinnen und Teilnehmern das Thema Emotionsregulation. Diese Methodik aus der Psychologie beschreibt Prozesse zum bewussten Beeinflussen von Emotionen.

Während des Seminarwochenendes lernte ich unter anderem, wie ich Angst und Unsicherheit zweifelsfrei erkennen und zielführend steuern konnte. Praktisch, dachte ich mir, als die Angst vor dem Krebs wieder auftrat. Jetzt wusste ich, wie ich zu reagieren hatte.

Was war also das Gegenteil von Unsicherheit? Richtig, Sicherheit! Was gab mir Sicherheit? Ruhe und Menschen, die mich liebten, am besten bedingungslos. Es war also essenziell, dass ich mich aktiv entspannte, mich meinen Lieben anvertraute und mir auf diese Weise ein Sicherheitsgefühl gab und holte.

## Das sichere Umfeld

Mir war wichtig, mich mit jenen Menschen zu umgeben, die mich verstanden und meine Situation nachvollziehen konnten. Generell und besonders in schwierigen Zeiten wie in diesem Durcheinander. Ich erstellte eine Liste der Personen in meinem engeren Umfeld. Neben die Namen schrieb ich, ob sie positiv oder negativ auf mich wirkten, also ob die Beziehung zu ihnen wohltuend oder belastend war. Zusätzlich notierte ich, welche Emotionen ich in Gegenwart dieser Person spürte.

Da ich nach dem Ausscheiden aus der Unternehmensberatung mein soziales Umfeld bereits stark geändert hatte, wirkte der Großteil der Personen auf dieser Liste positiv auf mich. Essenzieller war aber die Erkenntnis für mich, von welchen Personen ich mich fernhalten und zu welchen Menschen ich verstärkten Kontakt suchen sollte. Meine drei Schwestern Katharina, Claudia und Babsi gehörten in die letztere Kategorie. Ebenso die beiden langjährigen Freundinnen Bettina und Felicitas, meine damals beste Freundin Jule und die Mitbewohner Iris und Stephan, die für mich wie eine zweite Familie waren.

Sobald ich jemanden von der Liste persönlich traf, konnte ich überprüfen, ob meine Einschätzungen zutrafen. Gab mir die Person wirklich Liebe? Damit meine ich nicht romantische oder erotische Gefühle, sondern Fürsorge, Geborgenheit, Mitgefühl, Verbundenheit und Wärme als Grundemotion des Menschen.

Bei Felicitas stimmte die Einschätzung. Wir hatten einander ein Jahr zuvor beim Mittagessen kennengelernt. Es war ein wenig gespenstisch: Gleich von Beginn an sprachen und verhielten wir uns, als kannten wir uns schon zig Jahre.

Nach dem Nachsorgetermin am Gründonnerstag, bei dem das Tumormarkerrezidiv festgestellt worden war, rief ich sie an und fragte:

»Hast du Hunger?«

»Ja, und wie! Treffen wir uns im Hasen?«

Das war unser Stammlokal. Während des Mittagessens, das weit über eine Stunde dauerte, merkte ich die ganze Zeit, wie das Thema Krebs in mir brodelte. Ich wollte unbedingt loswerden, was mich beschäftigte, wusste aber nicht wie.

»Ich begleite dich noch zum Büro, in Ordnung?«, schlug ich vor.

Wir spazierten zur Mariahilfer Straße und plötzlich, auf halbem Weg, platzte es aus mir heraus und ich erzählte, dass ich wahrscheinlich wieder Krebs hatte. Wir standen in dem Moment mitten in der Begegnungszone und sie drückte mich sofort an sich. Die Zeit stand still. Es wäre vollkommen egal gewesen, wenn in diesem Augenblick ein Bus der Wiener Linien unseren Standort gekreuzt hätte. Er wäre gar nicht vorbeigekommen. Die Stelle in der Straßenmitte, auf der wir standen, war ohne Frage nicht zum Verharren gedacht, hatte sich aber nun zu einem Bollwerk verwandelt. Ich fühlte mich sicher und geborgen. Dazu war nur die Liebe fähig.

Als ich zwei Tage später die Krebsdiagnose erhielt, rief ich sofort Jule an. Sie brach in Tränen aus und suchte nach Ursachen.

»Es ist unfair und du hast das nicht verdient. Warum nur? Ich verstehe das nicht. Zuerst trifft dich der Krebs bei deiner Männlichkeit und dann auch noch bei deiner Leidenschaft, dem Klettern«, schluchzte sie.

»Das hat nichts mit Fairness oder Verdienst zu tun. Ich wusste, dass eine Metastase auftreten kann und nun ist es halt passiert.«

Sie redete sich in Rage.

»Ich will dir die Schmerzen und die Belastung der Chemotherapie ersparen. Das ist so schlimm und ich will nicht, dass du so leidest.«

Ein paar Jahre zuvor war ihre Mutter innerhalb kürzester Zeit an einer Krebserkrankung verstorben.

»Warum machst du denn eigentlich die vielen Untersuchungen und beschäftigst dich so viel mit dem Krebs?«

Ich verstand nicht, worauf sie hinauswollte.

»Du widmest ihm so viel Zeit, dabei weißt du genau, dass deine physischen Symptome andere Ursachen haben.«

Sie spielte darauf an, dass der Mensch vom Prinzip her fähig ist, mit Gedankenkraft körperliche Auswirkungen zu steuern. Diese Möglichkeiten sind vielfach belegt. Die Wirkung von Placebos, also Medikamenten ohne Wirkstoff, zeigt jenen Effekt wohl am deutlichsten.

»Ich gebe dir grundsätzlich recht, aber wenn eine schwere Krankheit wie Krebs bereits ausgebrochen ist, dann muss ich hinschauen und kann sie nicht einfach ignorieren und mir wegdenken«, erwiderte ich.

»Meine Mutter hat ihre Diagnose damals auch zu Ostern bekommen.«

»Zufall, das hat doch nichts miteinander zu tun.«

Mir kam vor, dass wir aneinander vorbeiredeten. Außerdem verstand ich ihre übermäßige Sorge nicht. Sie konnte doch die Erkrankung ihrer Mutter nicht mit meiner vergleichen. Mit ihren Befürchtungen bereitete sie mir nur noch mehr Kopfzerbrechen, als ich bereits hatte.

## Offenheit

In den ersten beiden Wochen nach der Diagnose umgab ich mich nur mit jenen Menschen, die ich in der Umfeldliste mit einer starken positiven Schwingung gekennzeichnet hatte. Was ich dabei bemerkte, war: Wenn ich viel und offen darüber sprach, was mit meinem Körper los war, schaffte das Sicherheit und Vertrauen. Ich wurde gesehen und wahrgenommen – und alle boten mir Hilfe an. Das reichte von konkreten Angeboten bis hin dazu, dass ich mich melden sollte, wenn ich etwas brauchte. Jedes Hilfsangebot war mir recht.

*Reden ist Silber, Schweigen ist Gold*, wird gesagt. Wer diesen Spruch erfunden hat, kann nicht alle Tassen im Schrank gehabt haben. Ja, ich weiß, in manchen Situationen ist es sinnvoll und ratsam, eher den Mund zu halten. Ich nahm diese Redewendung ab sofort nicht mehr beim Wort, denn ich bin für Aufrichtigkeit. Ich bin für Ehrlichkeit. Ich bin für Klarheit. Mit Schweigen ist das alles nicht erreichbar. Mir war die Krebserkrankung nicht mehr peinlich. Ich wollte nichts mehr verstecken, nahm mir kein Blatt mehr vor den Mund. Ich entschied unmittelbar nach der Diagnose des Knochentumors, so oft es ging und ohne Rücksicht auf Verluste uneingeschränkt ehrlich und frei zu kommunizieren, was mir in den Sinn kam.

Mir ist bewusst, die Balance ist ausschlaggebend: Es kommt auf die Gesprächssituation an. In seltenen Fällen schwieg ich immer noch absichtlich oder erzählte nicht die gesamte Wahrheit. Ausnahmen bestätigen die Regel. In allen anderen Situationen erwies es sich mir als dienlich, nicht lange um den heißen Brei herumzureden und direkt anzusprechen, was Sache war. Rücksicht auf Verluste? Ja sicher, aber im Zweifel war mir lieber, zu reden!

Für mein Seelenheil war es notwendig, mit der Krebserkrankung offen umzugehen. Als ich das aussprach, was mich bewegte, als es aus dem Hirn raus an die Luft kam, den Körper verließ und als Schall hörbar war, nicht nur als Stimmengewirr in meinem Kopf, materialisierte es sich. Es war kontraproduktiv, etwas hinunterzuschlucken, denn meine Gesprächspartnerin oder mein Gesprächspartner merkte es, wenn ich nicht offen war.

Jeder gesunde Mensch hat die Fähigkeit, zu spüren, wenn sein Gegenüber etwas verheimlicht, das ihn beschäftigt. Die Antennen dafür sind angelegt. Liegen keine physischen und psychischen Störungen vor, bin ich überzeugt, dass der Körper darauf reagiert. Manche nehmen diese Signale gegebenenfalls nicht bewusst wahr. Abgesehen davon wäre unfair, in einem offenen Gespräch an etwas zu denken und es nicht zu teilen. Der andere Mensch fühlt sich vielleicht hintergangen, ausgegrenzt, belogen. Und ich verliere in dieser Situation für einen gewissen Moment die Verbindung, die Beziehung zu jener Person. Deshalb war es nach der Krebsdiagnose für mich elementar, offen zu kommunizieren und das zu sagen, was ich mir dachte. »Voll beeindruckend, wie offen du von dem Krebs erzählst«, hörte ich oft.

Warum zum Teufel ist Krebs in unserer Gesellschaft ein Tabu? Etwa 40.000 Menschen erkranken pro Jahr in Österreich an Krebs. Todesursache zwei nach Herz-Kreislauf-Erkrankungen. Im Jahr 2015 lebten in Österreich 340.840 Menschen mit einer Krebsdiagnose, das sind 39 von 1.000 Einwohnern, also knapp 4 Prozent. Warum verstecken wir Krebs, warum reden wir nicht darüber?

Die Auswirkungen des offenen Kommunizierens spürte ich nach meinem Entschluss umgehend. Mein Leben fühlte sich echter an, wenn ich direkter aussprach, was in meinem Kopf vorging. Realer. Kein Film, keine Fiktion, das pure Sein.

## Achtsamkeit

»Und jetzt macht ihr es euch auf eurem Platz gemütlich und kommt in jener Sitzhaltung an, die ihr euch für die nächste Meditation ausgesucht habt«, sagte Julia.

Sie ist Achtsamkeitslehrerin und ich nahm einige Wochen vor der Diagnose des Knochentumors an einem ihrer Achtsamkeitstage teil. In einem lichtdurchfluteten Seminarraum saßen wir auf Meditationskissen zu zehnt in einem weiten Kreis und lauschten ihrer Stimme.

»Achte darauf, dass deine Haltung aufrecht ist, aufrechter Rücken, dein Kopf in Verlängerung der Wirbelsäule, die Schultern lass ganz entspannt nach unten fallen.«

Ich schloss die Augen, während Julia eine Meditation anleitete, die uns das Mitgefühl in uns spüren lassen sollte. Diese sogenannte Metta-Meditation kannte ich aus dem Achtsamkeitskurs, den ich ein Jahr vor der erneuten Krebsdiagnose bei ihr besucht hatte, einem MBSR-Training. MBSR ist die Abkürzung für *Mindfulness-Based Stress Reduction*, also achtsamkeitsbasierte Stressreduktion. Da Stress im Grunde genommen nicht reduziert werden kann, sondern nur die Auswirkungen, ist es besser, die Phrase auf Deutsch mit »Stressbewältigung durch Achtsamkeit« zu übersetzen. Es kommt darauf an, wie wir mit unserem Stress umgehen, wie weit wir zulassen, dass er uns belastet.

Für mich bedeutet achtsam zu sein, wahrzunehmen, was um mich herum passiert, wie ich mich verhalte, was in mir abläuft, was im Gegenüber geschieht. Achtsam zu sein, heißt für mich, die schönen Dinge des Lebens wahrzunehmen: die Natur, die Tiere, die Sonne, das Licht, Klänge und Geräusche, Gerüche, Geschmäcker und Gefühle sowie was zwischen Menschen passiert, die ich beobachte oder mit denen ich interagiere. Achtsam bin ich außerdem, wenn ich voll und ganz in jener Tätigkeit aufgehe, die ich gerade ausführe. Wenn ich ganz bei der Sache bin. Wenn ich mit den Gedanken nur im aktuellen Geschehen und nicht woanders bin. Achtsamkeit ist für mich, Momente genau in der Sekunde des Erlebens wahrzunehmen, also wenn sie passieren und nicht erst später, mich daran zu erfreuen und ein Lächeln aufzusetzen. Einerseits hoffe ich, dass ich nicht vollkommen verrückt aussehe, wenn ich in der Öffentlichkeit vor mich hin grinse. Andererseits, wenn dem so ist, kann ich auch nichts machen. Achtsamkeit ist, die Magie des Augenblicks zu spüren und zu erkennen.

Julia beendete zwanzig Minuten später mit dem Klang eines hellen Glockentons die Meditation und sagte:

»Spüre nach, was dir jetzt in diesem Moment gut tut. Vielleicht willst du dich strecken und dehnen, lass es zu. Vielleicht willst du aufstehen und dich bewegen. Achte auf dich und spüre nach, was sich für dich gut anfühlt.«

Ich öffnete die Augen, streckte den Rücken durch und bog den Oberkörper zaghaft nach links und rechts, soweit es mit meinem bewegungseingeschränkten Arm überhaupt möglich war.

Da die Schmerzen seit Jänner nicht mehr verschwanden, meditierte ich jeden Tag. Gut, vielleicht gab es einige Tage, an denen ich mich keiner formellen Meditation widmete. Aber es gab auch viele Tage, an denen ich sie mehrmals praktizierte. Meistens hörte ich mir geführte Meditationen auf YouTube an. Ich hatte schon vor dem MBSR-Training zu meditieren begonnen. Wie ich für mich das meiste rausholen kann, mich am besten auf die Meditation einlassen kann, lernte ich aber erst in Julias Training. Im Oktober vor der Krebsdiagnose schrieb ich dazu in mein Tagebuch:

*Wenn es mir schlecht geht und ich mich einsam fühle, dann gehe ich in den Park in der Nähe meiner Wohnung. Dort mache ich eine Gehmeditation, indem ich die langen Alleen ganz in der Mitte des Weges entlangschreite, mich dabei so langsam* wie nur möglich treiben lasse und meine Sohlen spüre, wie sie in den Schuhen auf dem Boden abrollen. Ich beruhige mich. Dann male ich mir aus, wie es wohl wäre, barfuß hier zu schreiten, den Weg und seine Steine und die Blätter im Herbst, auf meiner Haut wahrnehmen zu können.

Ich mache eine Atemmeditation und beruhige mich dadurch noch weiter. Ich beginne zu lächeln, die Sonne und das Atmen und die Musik tun mir gut. Ich kann mich mit den Menschen hier um mich herum freuen, die die Zeit mit ihren Lieben verbringen, nicht einsam sind. Ich bin allein, allein unter freudvollen Menschen, aber ich fühle mich nicht mehr einsam. Ich lächle und beruhige mich. Ich sammle wieder Kraft, sehe nach vorn. Eine Stunde später stehe ich auf, schreite im Takt der Musik meine zweite Gehmeditation ab, lächle, gehe an freudvollen Menschen vorbei, dahin im Sonnenuntergang. Ich bin stark und ich stehe darüber, gehe darüber hinweg, es macht mir nichts mehr aus. Das ist die Kraft der Einstellung, meiner positiven Gedanken, meiner eigenen Selbstberuhigung.

Meditation wirkt auf mich beruhigend. Und Atmen. Wenn ich bewusst atme, dann ist das wie eine Blitz-Meditation, nur für ein paar Atemzüge. Mir wird bewusst: Wenn ich atme, lebe ich.

Mit dem Atmen verbinde ich mich wieder. Ich mit mir selbst. Atmen ist das Erste, das wir machen, wenn wir auf die Welt kommen. Raus aus dem abgeschlossenen System des Mutterleibs. Atmosphäre. Luft. Atmen ist ein Reflex. Durch das Atmen verbinden wir uns mit der neuen Umgebung. Wir schließen uns an das nächstgrößere System an. Atmen ist ein magischer Vorgang.

In Julias Metta-Meditation legten wir uns die Hand aufs Herz. Die Berührung der eigenen Brust wirkte ebenso beruhigend wie die Meditation selbst. Hand aufs Herz, bewusst lebt es sich angenehmer. Achtsamer.

Es gibt drei verschiedene Bewältigungsstrategien, wenn Menschen mit einer Krebserkrankung konfrontiert sind, erzählte Birgit Hübner.

Diese sind:
1. Die Ärzte machen lassen und das Leben weiterleben.
2. Alles genau wissen wollen.
3. Zähne zusammenbeißen und herunterspielen.

»Die erste und zweite Strategie haben grundsätzlich denselben Ausgang«, sagte sie.

Die Heilungschancen wären vergleichbar, keine der Methoden wäre besser oder schlechter. Es ist allerdings evident, dass es nicht vorteilhaft für die Psyche ist, belastende Erlebnisse wie eine Krebserkrankung mit sich selbst auszumachen.

»Nicht so gut schaut es bei der dritten Bewältigungsstrategie aus.« Diese Menschen hätten schlechtere Heilungschancen.

Das Zusammenbeißen der Zähne kam mir bekannt vor und ich erinnerte mich, hin und wieder nach dem Schlafen Bissmale in der Wange gehabt zu haben. Nach dem Gespräch mit Hübner achtete ich darauf. Mir fiel auf, dass ich die Kiefer oft anspannte. Vor dem Einschlafen musste ich sie regelrecht bewusst entspannen. War das eigentliche Problem, dass ich die ganze Zeit angespannt war?

Markus sprach beim Seminar Anfang April unter anderem vom Energieausgabemodus. Jeder Mensch befindet sich nach seiner These immer in einer Spannung, die in einer Skala von eins bis zehn eingetragen werden kann.

Eins sei die absolute Entspannung und zehn die totale Anspannung. Wenn jemand ständig unter hoher Spannung ab Stufe fünf ist, dann befände er oder sie sich im »Energieausgabemodus«: Es bleibt zu wenig Zeit für Entspannung und Ruhe. Menschen, die augenscheinlich viel Energie haben, können also zu viel Energie ausgeben?

Ich wurde bisher immer als fröhlich, energetisierend, charmant, lustig, ausgeglichen, ruhig und achtsam beschrieben. Aber war diese Ausgeglichenheit nur Fassade? Natürlich spürte ich, wie ich auf die Menschen wirkte, aber oft habe ich diese Charakterisierungen nicht selbst gefühlt. Verlor ich die ganze Zeit Energie und hatte wenig zurückbekommen? War ich in diesem Energieausgabemodus? Und was war mit dem Herunterspielen?

Möglicherweise hatte ich zwei Jahre zuvor wirklich gedacht: *Okay, ist ja keine große Sache so ein Hodenkrebs, schnipp und weg, und weiter!* Hatte ich den Ernst der Situation verkannt? Hatte ich absichtlich nicht den Hauch eines Gedankens an die sogenannten Überlebensraten gehabt, die das Erleben von fünf Jahren nach der Diagnose als Prozentsatz messen? Jene statistische Wahrscheinlichkeit, innerhalb von fünf Jahren nicht an der Krebserkrankung zu sterben.

Mein Opa sagte einmal vor vielen Jahren über mich, dass ich rastlos sei. Rastlos?, fragte ich mich oft im Geiste. Damals, vor dem Krebs, verstand ich es nicht. Nun wusste ich, was er meinte. Nach der erneuten Krebsdiagnose ging es mir genauso wie in meinem vorigen Leben, in der Unternehmensberatung, bevor ich Barista wurde. Ich hetzte von Termin zu Termin, beruflich und privat. Damals fehlte mir die Zeit für Ruhe, Besinnung, Ausruhen. Ich agierte hektisch, gestresst und fremdbestimmt – und bekam es nicht einmal mit. Autopilot eben.

Was ich getan hätte, wenn bei der Biopsie herausgekommen wäre, dass mein Knochentumor kein neuerlicher Hodenkrebs, sondern etwas ganz Schlimmes gewesen wäre? Dann hätte ich eine mittelgroße Tasche und meinen Reisepass gepackt und wäre verschwunden! Weltreise. Das Ersparte, das ich ursprünglich für die Finanzierung einer Eigentumswohnung reserviert hatte, lag ungenutzt herum. Ich liebte es zu reisen, mir fremde Länder, unterschiedliche Menschen, ferne Städte, unbekannte Natur anzusehen und auf mich wirken zu lassen.

»Damit ist nicht zu spielen«, sagten die Ärzte, die ich konsultiert hatte.

Ich spielte nicht, ich blieb nur möglichst gelassen. Entschiedene Gelassenheit. Stressen ließ ich mich nicht mehr! Ich nahm die Diagnose ernst, pausierte die Unternehmensgründung und organisierte fast rund um die Uhr Termine oder recherchierte über Krebs. So viel wollte ich gar nicht über Krebserkrankungen wissen, wie ich gelernt hatte. Als alles getan war, was ich organisieren konnte, hieß es für mich Abwarten und Teetrinken. Viel trinken und warten, bis der Termin gekommen, der Befund erstellt, der nächste Schritt zur Heilung entschieden war. Schicksalsschläge machen uns stark, heißt es. Wir wachsen dadurch.

Mein Plan, mit der Krebserkrankung umzugehen, war:
1. darüber reden,
2. Hilfe holen,
3. abwarten.

## Mein Mantra

Mitte Mai, kurz nach der Biopsie, traf ich Uli in unserem Stammcafé in der Burggasse. Wir waren früher Nachbarn und sind seit jener Zeit eng befreundet.

»Hast du dir eigentlich schon eine Redewendung zurechtgelegt wegen deiner Erkrankung?«, fragte sie.

»Das mache ich mit links!«, sagte ich und lachte.

Dabei war gar nichts Witziges daran, das Mantra gab nur meinen Alltag wieder. Wegen der akuten Bruchgefahr war mein rechter Arm ruhig gestellt. Ich erledigte nahezu alles mit der linken Hand. Trotzdem kam ich mir nicht behindert vor und war der festen Überzeugung, dass ich die Genesung erreichen würde. Das stand für mich außer Frage. Natürlich handelte es sich bei meinem Krebs um etwas sehr Ernstes und die Krankheit war weit fortgeschritten, aber sie wurde von meinen Ärzten als heilbar eingeschätzt. Ich unternahm alles, was die Heilung unterstützend möglich war: auf ernährungstechnischer, psychoonkologischer und komplementärmedizinischer Ebene.

»Eigentlich dachte ich in eine andere Richtung«, sagte Uli. »Dass du etwas Schweres gehoben hast oder eine große Last trägst.«

Ich verstand, was sie mir sagen wollte, aber diese Sichtweise war mir zu leiderfüllt. Ich suchte nicht nach Ursachen für den Krebs und wollte mich nicht in eine Opferhaltung einschwingen. Trotzdem blitzten sofort Bilder aus den Tiefen meiner Psyche auf: Mama, mein Stiefvater, die Kindheit und der Wunsch nach einem richtigen Vater.

Das, was schwer auf mir lastete, war mein Vaterthema, und das arbeitete ich bereits auf. Zum ersten Mal in meinem Leben hatte ich meinen leiblichen Vater getroffen. Auch wenn wir uns gar nicht kannten, spürte ich die besondere Verbindung zwischen uns zwei Fremden. Leider ging es Stipe gesundheitlich schlecht und er behielt unser Treffen vorerst für sich, weil er Angst vor den Reaktionen seiner Frau und der Leute im Dorf hatte. Das traf mich, weil er mich weiterhin aus seinem Leben hielt, aber ich sah es ihm nach.

Was ich jedoch nicht mit links bewältigte war, dass mich einerseits der Krebs und andererseits mein Opa vor eine noch tiefer liegende Thematik stellten: das Sterben und den Tod.

Mein Großvater lag noch immer mit einer schweren Blutvergiftung im Spital. Ich besuchte ihn jeden Tag, bis auf jenes Wochenende, an dem ich Stipe traf. Sein Zustand verschlechterte sich täglich, obwohl sich das Blutbild wieder gebessert hatte und die Sepsis überstanden war – zumindest sagten das seine Ärzte. Am Tag, an dem ich mit Uli Kaffee trank, setzten sie die Antibiotika ab, weil die inneren Organe den Dienst verweigerten.

Als ich am Nachmittag an seinem Bett saß und seine Hand hielt, erinnerte ich mich an die vielen Stunden, die ich in den vergangenen Monaten mit ihm verbracht hatte, als ich ihm frischen Kaffee aus den unterschiedlichsten Ländern der Welt servierte, wir über früher tratschten und er schon recht verwirrt war. Vor meinem inneren Auge tauchten lang vergessene Bilder auf: die Sandkiste in Form eines Drachenboots, die er mir baute, als ich ein kleines Kind war, das gemeinsame Springen in den selbstgebauten Pool in seinem Garten, die Sommerferien, die ich bei meinen Großeltern verbrachte, das Heulen der

Rennwagen, welches die hitzegesengte Luft erfüllte, während er den Grand Prix anschaute, das gemeinsame Eisessen nach der Siegerehrung, die vielen Sommerurlaube auf der Alm, als meine Oma und ich ihn in den Außendienst als Vermessungstechniker begleiteten, wie er dabei in seinem Subaru-Allradauto die steilsten Forststraßen hinauffuhr, beim Eislaufen auf der Alten Donau, wie er die Elektronik meiner Modelleisenbahn anpasste, um mir Spezialfunktionen einzubauen und damit meine Liebe für Basteleien mit Strom entfachte, wie er mich ins Landgasthaus zum Tanzkurs fuhr und spätnachts vom Ausgehen abholte, wie er mir in Trigonometrie und Integrieren Nachhilfe gab, seine Beharrlichkeit und Genauigkeit bei den Übungsfahrten für den Führerschein, das geöffnete Dachfenster seines schnittigen Renaults, seine bärenhafte Gestalt, die polierte Glatze, der dichte Oberlippenbart, der wie bei Burt Reynolds seitlich herabhing, sein Kimono, den er im Sommer trug, der Saunakilt, die laut klappernden Holzschlapfen, mit denen er Oma nervte.

Er hatte mich immer als Sohn gesehen, nicht als Enkel. Mir dämmerte, dass ich ihn mir als Ersatzvater auserkoren hatte – und er hatte Stipe und meinen Stiefvater würdig vertreten.

An jenem Tag im Spital rang er so schwer nach Luft wie an keinem Tag zuvor. Ich wusste nicht, ob er mich hörte, aber ich hoffte, sein Unterbewusstsein nahm meine Bitte auf, als ich zu ihm sagte:

»Ich glaube, du musst dich jetzt entscheiden.«

Sein Zustand war grauenhaft und ich wünschte ihm, nicht mehr länger zu leiden. Er zuckte immer wieder heftig mit dem Bein und es schien, als würde er langsam ersticken.

»Entscheide dich, ob du nochmals alle Kraft aufwendest und wieder aufwachst – oder stirbst«, flüsterte ich in sein Ohr.

»Freunde dich mit dem Tod an, am besten sofort«, sagte Markus, als wir uns abermals zu einem Gespräch trafen. »Er muss schließlich wieder aktiv werden und runterkommen von seiner faulen Haut! Die Tumorzellen sollen wieder den natürlichen Zelltod sterben, damit dein Immunsystem sie entsorgen kann.«

Krebs ist eine lebensbedrohliche Krankheit und sehr oft unheilbar. Sie verdeutlicht zwingend den Sterbeprozess und den eigenen Tod. Die Metastase des Seminoms in meiner Schulter hatte gute Heilungschancen, aber ein Restrisiko blieb.

Was bedeutete der eigene Tod für mich? Als Erstes fielen mir die pragmatischen Dinge ein: Testament, Versicherungen, Bank, Nachlass, Begräbnis, Trauerfeier. Aber wollte ich mich wirklich darum kümmern? Das erlebte ich doch sowieso nicht mehr. Ich könnte höchstens Geld dafür zur Seite legen, damit jene, die nach meinem Tod für meine Überreste sorgen, keine Sorgen haben. Oder sollte ich meine Trauerfeier vorplanen? Festschreiben, wer reden soll, was über mich gesagt werden soll? Welche Lieder gespielt werden sollen, wer singen und musizieren soll? Nach mir die Sintflut? Nein, das entsprach nicht meinem Verständnis eines geordneten Ablebens.

Bis zur Diagnose des Knochentumors sagte ich immer, dass ich vor dem Tod keine Angst hätte. Das hatte ich weiterhin nicht. Aber vor dem Sterben? Da war ich mir nicht sicher. Vielleicht war meine Unsicherheit nach der Diagnose sogar ein Zeichen der Angst vor dem Sterben? Ich stellte mir vor, wie mir der Tod erschien und mich fragte: »Wer bist du?«

Wer war ich, als Person? Was habe ich erlebt, was bewegte mich, was waren meine Werte? Woran glaubte ich, wer waren meine Lieben, was blieb unerledigt, was machte ich in einem neuen Leben anders und was empfinde ich dabei, wenn ich sterbe?

Ich verstand: Genau diese Themen werden uns beim Sterben und kurz vor dem Tod durch den Kopf geistern. »Philosophieren heißt sterben lernen«, sagte Michel de Montaigne. Oder, wie viele andere sagen: Leben heißt sterben lernen. Mir war klar, dass das für mich nicht mit links zu erledigen war.

In meiner Vorstellung werde ich nach meinem Tod in einen schlichten Sarg gebettet. Familie und Freundeskreis finden sich für eine profane Trauerfeier ein. Manche halten eine Rede und erzählen über mich. Davor, dazwischen und danach wird musiziert und gesungen. Der Sarg wird verbrannt und die Urne in einem Waldfriedhof beigesetzt. Nein, besser noch: Die Asche wird auf einem Berg verstreut, auf einem hohen, felsigen Gipfel oder ins Meer und Strömungen tragen sie rund um die Erde. Der Leichenschmaus findet als Picknick auf einer weichen Wiese in der Sonne statt. Mein Herz wärmt sich, wenn ich die Menschen dort sitzen sehe, wie sie im Freien essen, trinken, reden, lachen und die Kinder herumtollen. Vielleicht erzählen sie von einem letzten gemeinsamen Urlaub oder den Briefen, die ich vor meinem Tod an sie geschrieben habe. Es ist ein Fest voller Freude, mit dem sie das Leben zelebrieren.

Als ich am nächsten Tag in meinem Lieblingslokal zu Mittag aß und Opas Ehegattin anrief, wusste ich sofort, was sie mir kurz darauf sagen würde.

Ich sprang auf.

»Entschuldigen Sie, könnten Sie bitte kurz auf meine Sachen aufpassen?«, fragte ich die Sitznachbarin am großen Tisch an der Fensterfront des Lokals. Ich ging nach draußen und hob ab.

Sie weinte.

Opa war am vergangenen Tag gestorben. Wenige Stunden, nachdem ich mich von ihm verabschiedet und begriffen hatte, dass er für mich mein Vater war. Ich war sein letzter Besuch.

## Lassen

Als hätte das Universum mitbekommen, dass ich mir als Neujahrsvorsatz das *Lassen* vorgenommen hatte, kamen mir die Krebserkrankung und die Todesfälle der Großväter ein wenig wie eine zusätzliche Aufgabe zur Erreichung meines Jahresziels vor. Damit ich es wirklich schnallte.

Lassen bedeutet für mich: Loslassen, heiter gelassen sein, zulassen, sein lassen, laufen lassen! Dem Leben seinen Lauf lassen, dankbar annehmen, akzeptieren, nicht mit aller Kraft versuchen, die Kontrolle zu behalten und alles mit Gewalt in jene Richtung zu lenken, welche der Verstand vorgibt. Das Gehirn hilft oft nicht. Das Gehirn hindert mich oft.

Der deutsche Neurobiologe Gerald Hüther sagt, dass das Gehirn darauf ausgelegt sei, möglichst wenig Energie zu verbrauchen. Aus diesem Grund liefen bei uns immer dieselben Muster ab. Wenn ich mich ändern will, weil mir eine bestimmte Verhaltensweise nicht gefällt, die ich von Menschen aus dem sozialen Umfeld gelernt habe, braucht das extra Energie. Einerseits, um ausgetretene Pfade zu verlassen und andererseits, um die grauen Zellen neu zu verdrahten. Nur wenn ich mich zum Umlernen zwinge, lasse ich meine alten Muster los. Dann geschieht Weiterentwicklung und Lernen aus der eigenen Vergangenheit, um es in der Zukunft besser zu machen und zu haben. Loslassen heißt für mich auch, mich von überholten Werten zu verabschieden.

Ich war Kapitalist. Als Schulkind hatte ich bei allen drei Banken im Ort je ein Sparbuch. Für den Fall, dass eines der Finanzinstitute pleite ginge, damit nicht mein gesamtes Vermögen weg war. Risikostreuung. Acht oder zehn Jahre war ich damals alt. Von der Einlagensicherung hatte ich natürlich keine Ahnung. Heute schmunzle ich darüber.

Später war es wichtig für mich, sehr schnell möglichst viel Geld zu verdienen. Daher war ich immer auf jeden sich bietenden Job aus, half meinem Opa beim Bau von Satellitenfernsehanlagen, nahm später, noch während der Schulausbildung, einen Nebenjob als Programmierer an und arbeitete sofort nach der Matura in Festanstellung.

Es folgte ein steiler Aufstieg vom Newbie aus der berufsbildenden höheren Schule zum Projektmanager und Teamleiter der Softwareentwicklung. Zu jener Zeit handelte ich, vor allem durch einen Freund motiviert, mit Aktien. Auf diese Weise leistete ich mir über die Jahre viele schöne Urlaube. Zum Schluss der Kapitalistenlaufbahn entwickelte ich mich zum Unternehmensberater. Ich verdiente natürlich ein entsprechendes Gehalt. Heute ist mir die Höhe des Lohns nicht mehr so wichtig. Es geht im Leben um mehr als Geld und Ansehen. Arbeit muss Spaß machen. Der Verdienst muss zum Leben reichen.

Nicht der Tod, sondern das Sterben hat mit dem Loslassen zu tun. Loslassen vom Leben. Verabschieden von den Lieben. Akzeptieren von Themen, die nicht mehr bearbeitet werden konnten. Der ultimative Loslass-Test.

Bronnie Ware, die australische Krankenschwester einer Palliativstation, die über ihre Erfahrungen in der Betreuung todkranker Menschen schrieb, listet in einem ihrer Bücher fünf Dinge auf, die Sterbende regelmäßig bereuen:

1. Nicht den Mut gehabt zu haben, das eigene Leben zu leben.
2. Dass sie so viel gearbeitet haben.
3. Nicht den Mut gehabt zu haben, die eigenen Gefühle auszudrücken.
4. Dass es ihnen nicht gelungen ist, den Kontakt zu Freunden aufrecht zu erhalten.
5. Sich nicht erlaubt zu haben, glücklicher zu sein.

Es fühlte sich nicht an, als wäre ich dem Ende nah. Doch irgendwann sterbe ich sicher und die Beschäftigung mit dem Sterben und dem eigenen Tod befreite mich. Sie gab mir Sicherheit und ich besann mich auf meine Werte. Das lenkt seither nachhaltig mein Leben.

Wenn wir uns von der Angst vor dem Sterben lösen, verlieren wir die Angst vor dem Leben, wird gesagt. Viele Menschen hätten in Wahrheit Angst vor dem Leben. Ihnen fehle der Mut, ihren eigenen Wünschen nachzugehen. Das musste auch ich erst einmal lernen.

Ich traute mir keine Schätzung abzugeben, wie vielen Menschen in meinem Umfeld der Mut zu einem befreiten Leben fehlte. Natürlich war mir bewusst, dass viele von ihnen in gewisser Weise gefangen sind. Sie haben Familie, Kinder, Haus, Garten, Auto, Kredit und anderweitige Verpflichtungen. Da kann es sehr kompliziert und aufwendig sein, wenn das Leben *auf einmal* geändert wird, möglicherweise sogar verstörend für das Umfeld. Loslassen hieß für mich auch, mich von Altlasten zu befreien.

Das Rezidiv, das in meiner Schulter wuchs, bedeutete für mich nicht, in unmittelbarer Zukunft zu sterben. Aber ich musste loslassen: von der Vorstellung, gesund zu sein, von Menschen, die mir nicht guttaten, von überholten Glaubenssätzen und von der Idee, unsterblich zu sein. »Das Wissen, dass wir sterben, befreit uns von jeder Unterwerfung und jedem Zwang«, schrieb Montaigne.

Als hätte ich mich als Gefangener von meinen Ketten befreit, spürte ich plötzlich Handlungsspielraum und sogar relativ viel Raum für Entscheidungen. Ich konnte mein Leben selbst gestalten. Ich war wieder frei.

In dieser Freiheit erfüllte mich nach und nach ein wohliges Gefühl der Dankbarkeit. Damit meine ich nicht eine Dankesschuld für materielle oder immaterielle Zuwendungen, sondern eine positive Haltung zum Leben zu haben und glücklich zu sein. Mein Herz breitete sich über die Grenzen des Körpers aus. Mir wurde warm und ich fühlte mich sicher.

Um dieses Gefühl festzuhalten und zu verinnerlichen, suchte ich regelmäßig faktische Gründe, dankbar zu sein. Zweimal täglich, morgens und abends, überlegte ich, wofür ich dankbar war, was mich glücklich machte, was ich gelernt hatte und welchen Beitrag ich geleistet hatte. Meistens formulierte ich die Antworten nur im Kopf, hin und wieder schrieb ich sie sogar auf. Danach hätte ich am liebsten die ganze Welt umarmt. Innerhalb von Augenblicken kristallisierte sich heraus, dass die größte Dankbarkeit in gelungenen Beziehungen in der Familie und im Freundeskreis lag. In der Zeit meiner Krebsdiagnose, und auch noch weit danach, waren meine Freundinnen und

Freunde die größte Stütze. Dafür war ich unermesslich dankbar – und bin es bis heute!

Leider fällt es mir schwer, regelmäßig Kontakt mit allen zu halten, aber glücklicherweise leidet die Intensität der Freundschaften nicht darunter. Wir sehen uns nicht oft, aber wenn wir einander treffen, dann fühlt es sich an, als hätten wir uns erst drei Tage davor gesehen: innig, ehrlich und vertraut.

Ich war dankbar, dass immer wieder solch liebevolle Menschen in mein Leben traten. Ich war dankbar, dass sich immer wieder Türen öffneten. Ich war dankbar, dass ich viel Zuspruch und Hilfsangebote erhielt. Ich war dankbar, dass ich eine gute Wahrnehmung und Empathie entwickeln konnte. Ich war dankbar, dass ich so viel Energie und Durchhaltevermögen hatte. Auf diese Weise konnte ich die innere Überzeugung entwickeln, die Krebstherapie heil zu überstehen. Ich war dankbar, Zeit für mich und für Selbstreflexion zu haben. Ich war dankbar, dass ich die Möglichkeiten hatte, mich zu hundert Prozent der Genesung zu widmen. Ich war dankbar, in einem entwickelten Sozialstaat zu leben, der zum überwiegenden Teil für meine Behandlungskosten aufkam. Und ich war dankbar, vor dem Krebs gesund gewesen zu sein.

## Ernährung

Seit Jahren ernährte ich mich bereits gesund: hauptsächlich vegetarisch, wenig Zucker, möglichst keine industriell gefertigten Nahrungsmittel und viele biologisch produzierte Zutaten, welche, soweit machbar, aus der Region stammten. Bereits zehn Jahre vor der Krebsdiagnose hatte ich den Zuckerkonsum drastisch reduziert und kaufte seit mindestens fünfzehn Jahren mehrheitlich Bio-Lebensmittel. Netter Nebeneffekt der Zuckervermeidung: Rasch nahm ich Geschmacksnoten wahr, die mir zuvor nie aufgefallen waren.

Ich dachte mir schon seit einiger Zeit, dass viele Körperreaktionen, Allergien und Krankheiten von der Ernährung beeinflusst oder vielleicht sogar ausgelöst werden könnten. Allerdings beschäftigte ich mich in der Vergangenheit nicht damit. Eines schreckte mich immer ab: Das Feld ist extrem weitläufig. Das wurde mir in meiner Lage als wiederholter Krebspatient wieder bewusst, als ich mich mit dem Thema Ernährung bei Krebs auseinandersetzte.

Eines vorweg: Die Suchergebnisse, die Google bei dieser Phrase auswarf, suggerierten mir, dass ich den Krebs mit der Nahrung heilen könnte. Das ist ein absolut falsches Bild! Es gibt keine Krebs-Ernährung. Es gibt auch nicht den einen Krebs. Krebs ist ein Überbegriff für unzählige unterschiedliche Krebsarten. Jede einzelne Krebserkrankung eines Menschen ist höchst individuell. Es gibt gesunde Ernährung, beziehungsweise Ernährungsmethoden, die landläufig als gesund gelten. Da jeder menschliche Organismus individuell ist, kann es keine allgemeinen Ernährungsempfehlungen gegen Krebs geben. Krebserkrankungen sind allein mit der Ernährung nicht heilbar.

Ich recherchierte dennoch im Internet, im Freundes- und Bekanntenkreis, in Büchern und Vorträgen auf DVDs und YouTube. Und mir fiel auf: Fast jeder sogenannte Experte hatte eine andere Meinung. Die Ernährungsempfehlungen schlossen sich teilweise sogar gegenseitig aus. Ich lernte, zwischen Pragmatikern und Dogmatikern zu unterscheiden und mein Hirn einzuschalten – nicht alles zu glauben, was ich las oder hörte. Ich merkte außerdem, wo es Sinn ergab, auf das Bauchgefühl zu hören. Vor allem, wenn empfohlen wurde, von einem bestimmten Lebensmittel besonders viel zu konsumieren oder ein anderes strikt zu meiden, stutzte ich. Die Dosis macht das Gift!

Ist das Thema *Ernährung gegen Krebs* deshalb so vorherrschend, weil es suggeriert, dass wir die Erkrankung selbst heilen könnten, wenn wir nur das Richtige essen würden? Eine Krebserkrankung ist ein Kontrollverlust und die Ernährung können wir selbst kontrollieren, also können wir somit den Krebs kontrollieren? Ein Trugschluss. Oder geht es darum, mit den Ernährungsempfehlungen auf der Welle der Angst vor Krebs mitzuschwimmen?

Die einen empfehlen, bei Lebensmitteln, die reich an Eiweiß und Fett sind, gerne zuzugreifen. Andere meinen, dass Vitalkost, die wenig Eiweiß enthalte, in Zellen und Organen zu besserer Entschlackung und Entgiftung führe und es wichtig sei, wenig Fett mit der Nahrung aufzunehmen. Alles immer in Bezug auf Ernährung gegen Krebs, klarerweise. Wem also glauben?

Andernorts heißt es, dass der Mensch von Natur aus eher Früchte und Rohkost als Getreide esse, und die Nahrung solle zu mindestens vier Fünftel roh sein, damit das Immunsystem stärker wäre. Das finde ich gefährlich, da besonders während der Chemotherapie leicht verdauliche, gekochte Speisen sinnvoll sind und Rohes wegen der Infektionsgefahr vermieden werden soll. Ganz schlimm stieß mir die Empfehlung auf, Grapefruit zu essen. Es ist hinlänglich bekannt, dass sie die Wirkung der Chemotherapie verstärkt, die Nebenwirkungen wären nicht mehr abschätzbar.

Generell zog sich durch, frische und unverarbeitete Lebensmittel zu bevorzugen und Fertiggerichte, Fast Food, Mikrowellenprodukte, Geschmacksverstärker, Nitritpökelsalz – somit auch Wurst – und raffinierten Zucker zu vermeiden.

Oft war davon zu lesen, dass Krebs durch Übersäuerung entstehe. Oder besser gesagt, alle Krebspatienten hätten einen übersäuerten Körper. Ich erhielt Ernährungstipps bei übersäuertem Körper zugesandt. Seit einiger Zeit hatte ich schon Messstreifen zur pH-Wert-Bestimmung daheim. Ich nahm Urinproben und maß den pH-Wert. Dabei stellte ich jedes Mal fest, keinen übersäuerten Körper zu haben.

Die Österreichische Krebshilfe schreibt in ihren Fibeln zum Thema Ernährung bei Krebs, dass eine gesunde Ernährung nach den allgemeingültigen Empfehlungen ausreichend sei, wenn keine besonderen Ernährungsprobleme vorlägen. Bei Erkrankungen wie Magen- oder Speiseröhrenkrebs gäbe es schließlich spezielle Ernährungsempfehlungen. Die wichtigsten Aussagen waren für mich: es gäbe keine Krebs-Diät und es werde empfohlen, vor der Therapie eine leichte Mahlzeit einzunehmen. Essenziell fand ich die darin enthaltenen ernährungstechnischen Reaktionsmöglichkeiten auf Begleiterscheinungen beziehungsweise unerwünschte Nebenwirkungen der schulmedizinischen Therapie. Wie zum Beispiel, was man bei Übelkeit und Erbrechen essen solle.

Neben den Broschüren bietet die Krebshilfe zusätzlich zur psychologischen und medizinischen Beratung auch eine Ernährungsberatung an. So hatte ich die Gelegenheit, sämtliche Fragen und Unstimmigkeiten, die durch meine eigenhändige Recherche aufgetreten waren, zu klären.

Als Ergebnis dieser Recherchen stellte ich mir selbst einen Ernährungsplan zusammen, der für mich logisch erschien. Ich aß wie bisher viel Gemüse und Vollkornprodukte, Nüsse in Maßen, bereitete mir grüne Smoothies aus Rohkost zu, kochte zum Frühstück Haferbrei und verwendete reichlich Kurkuma, Ingwer und Chili. Die optimale Lösung war das aber nicht.

»Zeig mir mal deine Zunge«, sagte Marie, eine liebe Freundin von mir, als ich ihr Anfang Juni von meiner Krebserkrankung erzählte.

Die Aufforderung kam für mich unerwartet, aber ich wusste, dass sie sich sehr gut mit TCM – der Traditionellen Chinesischen Medizin – auskannte und öffnete meinen Mund.

»Du hast eine rote, rissige Zunge mit fleckigem Belag«, sagte sie. »Das ist ganz typisch für eine sogenannte Landkarten-Zunge.« Ich war erstaunt, dass das Aussehen meiner Zunge einen Namen trug.

»Dein Magen ist zu schwach und du hast Stagnationen, deine Ernährung passt sicher nicht«, fuhr sie fort.

Tags darauf besuchte ich sie zuhause. Sie sah sich die Zunge nochmals an und fühlte meinen Puls am rechten und linken Handgelenk. Nicht wie üblich, mit zwei Fingern und die Frequenz messend, sondern mit drei Fingern und ständig unterschiedlichem Druck der Fingerspitzen. Auf diese Weise konnte sie erfühlen, wie die Qualität des Pulses war, also zum Beispiel wie stark er in welcher Phase des Herzschlags floss.

Anschließend erzählte ich in aller Ausführlichkeit von meinen Ernährungsgewohnheiten, meinen Körperreaktionen, also ob ich zum Beispiel in der Nacht schwitzte und meinem Stuhlgang – eine unangenehme Sache. Mit jemandem außer einer Ärztin oder einem Arzt über den eigenen Stuhl zu sprechen, noch dazu ziemlich detailliert, kostete mich Überwindung. Da Marie nicht den Anschein machte, dass es ihr peinlich war, ließ ich mir nichts anmerken.

Einen Tag später sendete sie mir ein maßgeschneidertes Ernährungskonzept und ich war verblüfft, dass ich mit meiner Ernährung so viel falsch gemacht hatte. Wobei *falsch* nicht der passende Ausdruck war. Meine Ernährung war während der Krebserkrankung und der bevorstehenden Therapie nicht die bestmögliche. Sie belastete meinen Körper zusätzlich. Das Konzept von Marie sah komplett anders aus als das, was ich bisher als Empfehlungen zusammengetragen hatte, war aber gleichzeitig für mich klar nachvollziehbar und wirkte wie aus einem Guss. Aus diesem Grund ergab es mehr Sinn, dem TCM-Konzept zu folgen, als mir die Rosinen aus dem Konvolut meiner eigenen Recherchen herauszupicken oder den kleinsten gemeinsamen Nenner zu essen.

Nachdem ich ihr Ernährungskonzept für zwei Wochen befolgte, besserte sich das Zungenbild zusehends. Ich war erstaunt. Mir wurde bewusst, wie blöd es war, auf selbst ernannte Ernährungsgurus aus dem Internet zu vertrauen.

Bisher kannte ich die TCM nur vom Namen her, aber nun probierte ich sie am eigenen Leib aus. Ihre Herangehensweise unterscheidet sich stark von der westlichen Medizin: Der Fokus liegt auf dem Gesundbleiben, dem Vorbeugen vor Krankheiten. Es wird erzählt, dass die Leibärzte der Kaiser im alten China nur dann ihren Lohn bezogen, wenn das Staatsoberhaupt gesund blieb.

Insofern war ich mit meinem Krebs zwar der falsche Patient, aber im Sinne der Vorbereitung auf die Chemotherapie und zur komplementärmedizinischen Unterstützung während der Therapie passte der Zeitpunkt perfekt. Ich las mich ein.

Die Traditionelle Chinesische Medizin baut auf der daoistischen Philosophie auf, in welcher Yin und Yang die Polarität unserer Welt darstellen. Yin wird als die Nacht, der Schatten, der Mond, die Erde, beschrieben, umfasst die Körperstruktur, Blut und andere Körperflüssigkeiten und die Materie generell. Yang ist der Tag, die Helligkeit, die Sonne, der Himmel, umfasst die Körperfunktionen und die Energie.

Yin und Yang stellen zwar auf den ersten Blick Gegensätzliches dar, sie brauchen sich aber gegenseitig und müssen in Harmonie sein. Wertungen nach dem Muster *gut oder schlecht* sind fehl am Platz. Diese Sicht der Welt gefiel mir sehr.

Eine weitere wichtige Vokabel in der TCM ist Qi, gesprochen Tschi, die Lebensenergie, dessen chinesisches Schriftzeichen als »Dampf über dem Reistopf« beschrieben wird. In dieser Metapher sind sowohl Yin als auch Yang vereint, denn im Dampf befinden sich feinste Wassertropfen (grobstofflich) sowie Wärme und Energie (feinstofflich). »Es ist also alles relativ zu sehen«, schreibt die TCM-Ärztin Dr. Cornelia Raab. Dies mache die Auseinandersetzung mit TCM anfangs »etwas kompliziert, weil wir in unserer westlichen Welt ein Schwarz-Weiß-Denken bevorzugen«.

Qi sei lebenswichtig, es sei überall, in unseren Körpern und Räumen. Es fließt durch uns und erfüllt verschiedenste Funktionen, die hier auszubreiten zu weit führen würde. Qi sei in unseren Gedanken, in unserem Geist und wir würden Qi beim Atmen durch die Luft aufnehmen. Wäre kein Qi in uns, würden wir nicht leben.

Das klang zwar etwas esoterisch für mich, doch je mehr ich

mich mit der Funktionsweise unseres Gehirns auseinandersetzte, desto mehr begann ich zu verstehen. Ich spürte, dass wir als westliche, aufgeklärte, moderne Gesellschaft in unserem Denken ziemlich begrenzt waren – nein, dass wir uns selbst begrenzten, weil wir immer nur alles messen und kausal erklären wollten.

Das Internet und die Mundpropaganda sind voll von selbsternannten Ernährungsspezialisten und Quacksalbern. Natürlich ist es ein Segen, dass wir seit zwanzig, dreißig Jahren weltumspannend kommunizieren können, doch hier zeigt sich, dass das auch seine Schattenseiten hat. Vieles von dem, was im Internet steht, ist nicht oder nur unzureichend recherchiert. Manches sind Halbwahrheiten, einiges erstunken und erlogen. Wer sich nicht auskennt und mit einer Krebsdiagnose plötzlich aus seiner heilen Welt gerissen wird, klammert sich an jeden Strohhalm der Hoffnung, der Heilung verspricht. Die Traditionelle Chinesische Medizin ist das genaue Gegenteil, eine fundierte Lehre, über Jahrtausende erprobt. Mit Maries Ernährungstipps und somit der TCM verband ich auf meinem Genesungsweg die westliche mit der östlichen Medizin.

## Gesundes Misstrauen

Kann die Medizin alles behandeln? Sie tut es, keine Frage, aber ist es immer zielführend? Im Detail betrachtet wird klar: Wir verstehen Krebs nicht. Noch nicht. Woher kommt Krebs? Warum entsteht Krebs? Weshalb bricht die Krankheit bei einer Person aus und bei der anderen nicht?

Diese Fragen tauchten in den Wochen der erneuten Krebsdiagnose immer wieder auf, in Gesprächen mit anderen und mit mir selbst. Ich lebte doch so gesund, warum bekam gerade ich Krebs?

»Du bist doch so sportlich und ernährst dich so gut«, hörte ich. Richtig, das nützte aber nichts. Ich konnte es mir nicht aussuchen. Genauso wenig, ob ich als Mädchen oder Bub geboren wurde oder in welchem Land, mit welchen Eltern, in welche Familie. Es ist, wie es ist. Unser Wissen über die verschiedensten Krebserkrankungen reicht noch nicht aus, um alle Fragen nach den relevanten Ursachen vollständig zu klären.

Das öffnet allen möglichen Theorien und alternativen Therapien Tür und Tor. Weil die Menschen Angst haben. Angst haben vor dem Unerklärlichen. Angst vor Ärzten. Angst vor Untersuchungen. Angst vor Befunden. Angst vor der Chemotherapie. Angst vor dem Rezidiv, dem Rückfall.

Und weil sie einfache Sachverhalte lieben. Wenn du A machst, folgt daraus B. So funktioniert Krebs aber nicht.

Ich vermute, dass das alle wissen, die sich in der Szene der Wunderheiler und vermeintlichen Krebsexperten herumtreiben. Dabei ist ihr Ziel redlich: Sie versuchen zu heilen. Manchmal gelingt das sogar, aber von den negativen Ergebnissen erfahren wir nichts. Es ist evident, dass Spontanheilungen beim Menschen vorkommen. Spontan meint: irgendwann, von selbst. Der Körper hat Selbstheilungskräfte, das ist eine Basisfunktion unseres menschlichen Daseins. Haben sich Patienten einer Wundertherapie unterzogen und erfahren dann eine Spontanheilung, wird die Genesung der alternativen Behandlung zugeschrieben. Wir sehnen uns eben nach einfacher Kausalität. Krebs ist aber komplex. Multifaktoriell.

Passiert in der Welt der Alternativmedizin eine spontane Heilung, gilt jene Therapie als erfolgreich. Doch es beachtet niemand, dass sie nur diesen einen Menschen von dieser einen Erkrankung geheilt hat und vielleicht war es nur Zufall, weil es sich sowieso um eine Spontanheilung handelte. Obendrein existieren zu den meisten Wundertherapien keine Studien, wie sie in der evidenzbasierten Wissenschaft üblich sind. Es wird mit statistisch ungewissem Ausgang behandelt. Die Hoffnung stirbt bekanntlich zuletzt.

So nahm auch ich unmittelbar nach der Diagnose des Knochentumors den Pflanzenansatz von Richard ein, die Gemeine-

Rübe-Lösung. Ich hielt mich exakt an seine Einnahmeempfehlung von einem Monat, doch gebracht hat es nichts. Die Tumormarker im Blut waren danach sogar angestiegen.

Natürlich wurden mir von vielen Seiten alle möglichen Heilungsmethoden und Wundermittelchen empfohlen. Ich schätze, das passiert jeder Krebspatientin und jedem Krebspatienten. Ich musste nicht lange warten oder bitten. Ich wurde nicht gefragt, ob ich Tipps wünschte. Es wurde davon ausgegangen, dass ich noch gar nicht von *der einen neuen Wunderheilmethode* gehört hatte.

Wie zum Beispiel von MMS – auch bekannt unter CDS – mit fantastischen, für mich mysteriösen Wirkungsversprechen. Das Präparat wurde angeblich in Afrika und Asien in breiter Masse zur erfolgreichen Behandlung von Malaria verwendet. Obendrein sei es einfach herzustellen und günstig. Es müssten nur zwei Chemikalien zusammengemischt werden und fertig wäre die bevorstehende Heilung. Das hörte sich ein wenig nach den Chemiebaukästen aus der Kindheit an und ist der Schmäh an diesen Wundermitteln. Sie suggerieren Harmlosigkeit, weil die Zutaten frei in der Drogerie oder im Fachhandel gekauft werden können. Und es schwingt immer ein bisschen Verschwörungstheorie mit. Böse Pharmaindustrie und so. Tut mir leid, da habe ich keinen Bedarf daran. Schon als Kind habe ich in der Sandkastenküche genügend »experimentiert« und allerlei Wundermittel produziert.

Das Witzige ist: MMS trägt das Wunder sogar im Namen, denn es ist die Abkürzung für *Miracle Mineral Supplement* und basiert auf Gesteinsextrakten aus einem exotischen Land. Ist es nicht primitiv, irgendetwas Fremdländisches herzunehmen und es dann als Wundermittel zu bezeichnen? Das wäre wie Zirbenschnaps als Heilmittel gegen AIDS in Australien zu verkaufen. Ist für mich klar Quacksalberei, wie sie im Mittelalter üblich war. Leider funktioniert das heutzutage weiterhin.

Wie manche versuchen, aus der Angst vor dem Sterben Profit zu schlagen, haben Anja Melzer und Rainer Fleckl in ihrer

Investigativreportage »Das Geschäft mit der Todesangst« dokumentiert, die kurz vor der Diagnose meines Knochentumors erschienen ist. Sie recherchierten über die Praktiken von Wunderheilern und Quacksalbern, die sich selbst als Spezialisten und Mediziner bezeichnen, aber nie ein Universitätsstudium abgeschlossen haben. Mit eigenhändig zusammengepanschten Mitteln würden Patientinnen und Patienten behandelt, die Angst um Leib und Leben haben und es werde ihnen wundersame und hundertprozentige Heilung versprochen. Laut den vom Bundeskriminalamt interviewten Personen existiere ein internationales Täternetzwerk, das die verzweifelte Situation sterbenskranker Menschen und derer Angehörigen ausnutze.

Das Geschäft funktioniere mittels Mundpropaganda. Sogar Ärztinnen und Ärzte seien in diese Vertriebsstrukturen eingebunden. Einfachste Inhaltsstoffe würden zu horrenden Preisen an Betroffene verkauft und gegen alle möglichen Krankheiten wie Krebs, Autismus, Rheuma oder Multiple Sklerose angeboten. Laut den Heilsversprechen sollen Tumoren innerhalb von Tagen signifikant schrumpfen. Wie sollte denn das funktionieren, wenn ein Tumor über Wochen und Monate gewachsen ist? Auf den Punkt bringt es der Arzneimittelexperte Christoph Baumgärtel von der Österreichischen Agentur für Ernährungssicherheit. Er warnt in dem Artikel vor Mitteln, die eine vollständige Heilung in Aussicht stellen, denn es sei ein Naturgesetz, dass es keine Wirkungen ohne Nebenwirkungen gäbe. Es sei zu überlegen, ob jemand lüge, der derartiges verkauft.

Als weitere Täuschung fielen mir bei der Recherche verblüffend oft Schuldzuweisungen auf: Patientinnen und Patienten seien aus Sicht der Heilungspropheten selbst schuld, wenn sie auf die Schulmedizin vertrauen und sich absichtlich krank machen lassen würden durch deren Behandlungsmethoden. Bestrahlung und Chemotherapie würden angeblich nur deshalb eingesetzt, um Krankheiten auszulösen. Ja, genau! Da ist der Sprung zu Chemtrails nicht mehr weit. Verschwörungstheorien dünste ich mit dem Frühstücksbrei.

Ich hatte nicht die Zeit, mehrere Monate mit Meditation, ausgefallener Ernährung, schmerzstillenden CBD-Tropfen und Nahrungsergänzungsmitteln auf eigene Faust den Tumor im Knochen zu heilen. Das hatte ich schon in den Wochen nach der Diagnose probiert und es war nicht besser geworden. Eher schlimmer. Die Schmerzen wurden zwar weniger, aber der Knochen war immer noch stark angegriffen, durch den Tumor beschädigt und in einem kritischen Zustand. Meine selbstverordnete Behandlung war nur Symptombekämpfung. Außerdem musste ich schleunigst aus der Schonhaltung heraus und den Arm bewegen, damit ich ihn bald wieder ordentlich verwenden konnte. Also vertraute ich meiner Intuition und das hieß, auf jeden Fall auch die Möglichkeiten der Schulmedizin voll auszuschöpfen.

Ganz generell seien alle Behandlungen Chancen, »das gewohnte System aus seinem Trott zu bringen«, sagte Markus, als ich ihn kurz vor dem Beginn der Krebstherapie traf. Durch Mikroverletzungen »wird die Regeneration angeregt und somit Heilung unterstützt beziehungsweise ermöglicht«.

Das Wichtigste sei aber: »Heilung per se findet von selbst statt! Sie obliegt der Natur.«

Dabei sei es Voraussetzung, ein System, also den menschlichen Körper, in eine gewisse Instabilität zu versetzen. Das könne über unterschiedliche Wege erfolgen. Einige dieser Methoden hatte ich bereits bei mir angewandt und eine sehr wirksame Methode war noch ausständig: die Radiochemotherapie.

Im Zusammenhang mit Krebs wird zuhauf mit Unwahrheiten jongliert, allerlei verallgemeinert, werden Kausalitäten herbeigezaubert und nicht Vergleichbares in einen Topf geworfen. Patientinnen und Patienten wird eigenes Verschulden eingeredet. Kränkungen heilen keine Krankheit. Es wäre besser, ihnen Mitgefühl zukommen zu lassen und sie als Menschen zu sehen. Geschöpfe, die Hilfe brauchen und nicht unverlangte Hinweise. Jeder Ratschlag ist auch ein Schlag, sagt eine alte Weisheit.

Ich war froh, dass mir in meinem Umfeld viele auf genau diese wohlwollende Art begegneten. Das ermöglichte mir, die Erkrankung anzunehmen und zu akzeptieren. War sie in gewisser Weise sogar ein Geschenk? Eine Möglichkeit, mich weiterzuentwickeln und über den Sinn meines Lebens Klarheit zu gewinnen? Ich hatte keine Angst mehr vor dem Krebs und den Behandlungen. Ich spürte: Alles wird gut werden, ich werde wieder gesund. Und ich hatte keine Todesangst, denn ich würde nicht sterben, also nicht in nächster Zukunft.

# Die Radio-
# chemotherapie

*Möge ich sicher sein.*
*Möge ich in Frieden sein.*
*Möge ich gesund sein.*

### Es geht los

»Sie sollten überlegen, ob Sie Ihr Sperma einfrieren lassen wollen«, sagte mein dritter Onkologe im April. »Es wird empfohlen, dass Sie im Jahr nach der Chemo keine Kinder zeugen.«

Alleinstehend lag eine Vaterschaft ohnehin in weiter Ferne.

Trotzdem wollte ich mir alle Optionen offenhalten und erkundigte mich nach Dienstleistern zur Kryokonservierung. Ich fand schnell einige Kinderwunschinstitute im Internet, die diese Möglichkeit anboten, jedoch schreckten mich die einmaligen und laufenden Kosten von mehreren hundert Euro ab. Eines der Institute stach allerdings heraus:

»Für von Krebs betroffene Patientinnen und Patienten ist das Einfrieren kostenlos«, erhielt ich zur Auskunft.

Tags darauf hatte ich einen Termin, mir wurde Blut für einen HIV-Test abgenommen und ich masturbierte in einen Becher.

Abends betrachtete ich mich im Spiegel. Meine Schonhaltung der rechten Schulter hatte mittlerweile ihren Höhepunkt erreicht. Gegenüber links hing der rechte Arm viel tiefer. Seit Wochen hatte ich ihn nicht mehr ausreichend bewegt und der Muskelschwund verstärkte sich durch das Tragen der Orthese weiter.

Ich blickte mir selbst in die Augen. Die Lider sahen müde aus und das Weiße war von Äderchen durchzogen, aber die Iris war klar und zeichnete sich scharf ab. Nun war ich bereit für die Therapie.

»Ich habe dieses Wochenende frei«, schrieb meine beste Freundin Jule, »darf ich dich besuchen kommen?«

Unser Konflikt war noch immer nicht beseitigt. In der Vergangenheit hatte sie mich stets vorbehaltlos unterstützt, egal welches Ziel ich verfolgte. Nun kam mir vor, dass sie mir bei jeder Gelegenheit die Krebstherapie auszureden versuchte. Sie hatte zwar bereits gesagt, dass sie meine Entscheidung respektierte, aber ich fürchtete, dass wir darüber diskutieren würden, wenn ich einem Besuch zustimmte. Ich wollte mir von ihr keine weiteren Zweifel säen lassen.

»Tut mir leid, das passt im Moment nicht«, schrieb ich zurück. »Morgen geht die Bestrahlung los.«

Ich schaffte es nicht, mitfühlender zu antworten. Es hätte zu viel Kraft gezehrt, sie abermals von meinem Entschluss überzeugen zu müssen. Mir war klar, dass ich momentan nicht auf sie zählen konnte. Ich hatte bereits einen sehr anstrengenden und ungebetenen Gast, der mich alle Nerven kostete.

»Stellen Sie es sich wie Röntgenstrahlung vor, nur viel intensiver«, sagte die medizinisch-technische Assistentin.

Ein leises Knacken der Maschine kündigte an, dass sie nun strahlte. Mit unsichtbaren Teilchen, hochenergetisch und zielgenau gebündelt. Wie in einer Zaubershow verbarg sich dem Auge alles und offenbarte sich nur in der Imagination.

»In der Diagnostik, also beim Röntgen, ist die Leistung im Kilowatt-Bereich, diese hier ist um das Tausendfache höher, im Megawatt-Bereich«, erklärte sie.

Die farbigen Markierungen der Bestrahlungsstelle waren seit dem Simulationstermin verblasst. Sie hatten sich auf mein weißes T-Shirt übertragen, aber die restlichen Marken und Linien genügten zum Einrichten des Linearbeschleunigers.

Auf der Liege im Bestrahlungsraum stellte ich mir bildlich vor, wie die Photonen den Tumor zum Absterben brachten. Ich visualisierte, dass die Tumorzellen wie Traubenbeeren aussahen. Prall mit Flüssigkeit gefüllt, raumeinnehmend und mit einer derart glatten Oberfläche, dass alles an ihnen abglitt. Weil sie so hell, fast weiß waren, gaukelten sie vor, harmlos zu sein. Die Abwehrzellen übersahen sie. Sogar jene Einheiten der Körperpolizei, die den Schwindel erkannten und sich an die Übeltäter heranwagten, hatten auf Wienerisch gesagt *kein Leiberl* wegen der Lotushaut. An ihr war jeder Zugriff unmöglich. Mein Immunsystem hatte die Macht über meinen Körper verloren.

Das Licht jedoch strahlte von außen, außerhalb des Systems, in den Organismus hinein, durchdrang alle Häute und Barrieren. Stellte ich mir die Tumorzellen als eigene Wesen vor, musste es für sie so gewirkt haben, als käme das Licht aus dem Universum. Die hohe Temperatur ließ sie schwitzen, sie fühlten sich unwohl, die ersten platzten, als die Hitze anschwoll, sie schrumpelten ein oder verkohlten. Wie bei Traubenbeeren, die zu lange am Weinstock hingen, die in sich gehaltene Flüssigkeit verloren und runzelten, sorgten die Strahlen während der Behandlung dafür, dass die Tumorzellen Substanz abgaben und starben. Genauso wie Rosinen. Die Abwehrzellen erkannten das tote Material und rutschten nicht mehr an der schrumpeligen Haut ab. Sie konnten die abgestorbenen Zellen auffressen und entsorgen. Das schwarze Zeug wurde abtransportiert und es war Platz für die braven Zellen – um sich am angestammten Ort wieder auszubreiten.

Ich hatte jedes Mal ein Lächeln im Gesicht, wenn ich die Rosinen visualisierte, sogar noch heute. Dieses Bild gab mir Wärme und Schutz. Es hatte auch einen Hauch von Gerechtigkeit: Alles wurde wieder ins Lot gerückt.

Aus drei verschiedenen Winkeln rund um den Arm wurde der Tumor im Oberarmknochen bestrahlt. Die Energiedosis betrug pro Behandlung drei sogenannte Gray. Verteilt auf dreizehn Bestrahlungstermine würden insgesamt neununddreißig Gray auf meinen Körper einwirken. Je nach Schwere und Ausdehnung einer Krebserkrankung würden zwischen vierzig und sechzig Gray angewendet. Meine Strahlendosis lag also knapp unter der üblichen Dosis.

»Auf diese Weise haben wir einen Spielraum, falls Sie nach der Chemotherapie noch weitere Bestrahlung brauchen«, sagte mein Radioonkologe Dr. Xhenemont.

Ich hoffte, keine zusätzliche Strahlenbehandlung zu benötigen, denn bisher waren die Spätfolgen der ionisierenden Strahlen noch nicht gänzlich erforscht.

»Das Seminom reagiert sehr sensitiv auf Strahlung«, sagte er.

Die Radiotherapie war demnach essenziell für die Genesung.

»Guten Morgen, Herr Greiner«, begrüßte mich die Assistentin an der Rezeption am zweiten Tag der Bestrahlung.

Ich war verwundert und erfreut zugleich, mit meinem Namen angesprochen zu werden. Vom Nachsorgespital war ich solche Freundlichkeit nicht gewohnt.

»Nehmen Sie bitte am Ende des Gangs vor dem Behandlungsraum Platz, Sie werden gleich aufgerufen.«

Auch im Strahlenraum erkannte mich das Personal schnell wieder: »Oh, Sie befassen sich ja mit Kaffee, stimmts?«, »Was machen Sie genau?«, »Mein Sohn kennt sich auch ein bisschen mit Kaffee aus, er hat sich sogar extra eine besondere Maschine gekauft.« Die Belegschaft in der Strahlentherapie interessierte sich für den Menschen hinter dem Patienten. Vielleicht war ich auch nur eine willkommene Abwechslung neben den großteils alten und gebrechlichen Patientinnen und Patienten. Der Altersschnitt purzelte bei jedem meiner Besuche ordentlich.

Üblicherweise dauerten die Behandlungen nicht lang. Selten betrug die Wartezeit mehr als fünf Minuten und unter dem Gerät lag ich nur etwa zehn Minuten. Insgesamt hielt ich mich maximal eine halbe Stunde täglich im Spital auf.

Als ich bei Marie zur Ernährungsberatung war, empfahl sie, mir zusätzlich Unterstützung bei einer TCM-Ärztin oder einem -Arzt zu holen. Sie gab mir eine Liste mit Vorschlägen, ich recherchierte im Internet über sie und rief nacheinander an. Der erste nahm keine neuen Patienten auf und die zweite hatte erst in zwei Wochen einen Termin frei. Als ich dachte, auch beim dritten kein Glück zu haben, ihm aber trotzdem auf den Anrufbeantworter sprach, hob er ab – und hatte noch am selben Tag einen Termin frei.

»Sie sind zu jung, um es ohne Schulmedizin zu probieren«, sagte Dr. Schirmer, um meinen Entschluss zur Therapie zu bestätigen. »Ich kann Sie dabei unterstützen, Ihren Körper bestmöglich auf die Chemo vorzubereiten und Nebenwirkungen so gut es geht zu reduzieren.«

Nach einer ähnlich langen Anamnese wie schon bei Marie sagte er über meinen Puls: »Er ist in der Wurzel schwach, aber das kann auch daran liegen, dass es bereits Abend ist und heute ein heißer Tag.«

Um meine Mitte zu stärken und den Yin-Mangel zu reduzieren, stellte er mir eine Mischung aus chinesischen Kräutern zusammen.

»Die Apotheke wird Sie anrufen, wenn das Granulat zubereitet ist«, sagte der TCM-Arzt. »Beginnen Sie zwei Tage vor der Chemo mit der Einnahme, zweimal täglich als Tee aufgegossen.«

Akupunktur war im Moment nicht geplant. »Das können wir nach der Therapie versuchen«, sagte Dr. Schirmer. »Melden Sie sich bitte, wenn Sie das Pulver ausgetrunken haben, damit ich weiß, wie Sie es vertragen haben und ich Ihnen eine neue Mischung zusammenstellen kann.«

In einem Monat sollte ich zur Kontrolle kommen.


Während der ersten und zweiten Bestrahlung glaubte ich, ein Hitzegefühl im Arm wahrzunehmen. Oder bildete ich es mir ein?

»Sie müssen keine Angst haben«, sagte der medizinisch-technische Assistent dazu. »Die Strahlen sind für Menschen nicht zu spüren.«

In der Mitte der ersten Bestrahlungswoche wurden die Schmerzen im Arm stärker. Vielleicht starb der Tumor also wirklich schon innerhalb weniger Tage ab? Laut Dr. Xhenemont setzte die Wirkung der Radiotherapie mit Verzögerung ein. Während der fünften Bestrahlung merkte ich ein Kribbeln im Ellenbogen.

Am Ende der ersten Woche sank die Schmerzintensität rapide ab. Als die Schmerzen kurz vor dem Beginn der Radiotherapie stärker geworden waren, hatte ich meine CBD-Tropfen gegen pharmazeutische Schmerztabletten aus der Apotheke getauscht. Nun wechselte ich wieder zurück auf das pflanzliche Schmerzmittel. Ich gelangte sogar mit der rechten Hand wieder unter die linke Achsel und konnte sie beim Duschen zum ersten Mal seit Wochen ohne Schmerzen einseifen. Eine Wonne! Die Beweglichkeit erhöhte sich von Tag zu Tag, millimeterweise. Trotzdem bremste mich das Frakturrisiko wie ein zu eng anliegender Pullover.

Dr. Xhenemont warnte mich, nicht übermütig zu werden, nur weil die Schmerzen weniger wurden. »Die Muskeln sind am Knochen festgewachsen und es könnte selbst durch eine starke Anspannung passieren, dass der Knochen an dieser Stelle abbricht«, sagte er. »Das würden Sie aber sofort merken. Dann haben Sie schlagartig starke Schmerzen.«

Die Therapie erklärte mir der Arzt so: »Es handelt sich in Ihrem Fall um eine Raumforderung, und wenn die Tumorzellen absterben, dann kann sich der Knochen von selbst wieder aufbauen. Allerdings bildet sich der Tumor schneller zurück, als sich der Knochen aufbaut. Rechnen Sie damit, dass diese Knochenrückbildung viele Wochen bis Monate dauert. Der Tumor ist schließlich sehr groß und über den Knochen hinausgetreten!«

Die Schulterorthese würde mich also noch länger begleiten.

# Verunsicherung

Ich saß im Park und es begann zu regnen. Wegen der spontanen Abkühlung musste ich niesen und hörte ein Knacken im Arm. Die Schmerzen wurden schlagartig stärker. War etwas ausgebrochen in der Schulter?

Tags darauf war Dr. Xhenemont nicht da, ich erzählte seiner Kollegin von dem Ereignis. Die Schmerzen waren mittlerweile wieder weniger geworden, also glaubte ich nicht mehr, dass etwas gebrochen war.

»Ich bezweifle, dass Ihr Knochen wieder so stabil wird wie vorher«, sagte sie. »Es ist fraglich, ob Sie ihn nach der Genesung wie davor verwenden werden können.«

Das beunruhigte mich.

Ich nahm doch nicht die ganzen Strapazen auf mich, wenn ich ihn nachher erst recht nicht mehr belasten durfte! Nicht klettern, nicht Radfahren? Dann ließe ich mir lieber gleich die Tumorprothese einbauen. Die Beweglichkeit wäre zwar eingeschränkt, aber ich könnte wieder Sport treiben und Klettern würde schon klappen.

»Kennst du Pete Davis?«, fragte Markus, als ich ihm von den Einschränkungen einer Prothese erzählte. »Er hat nur einen Arm und ist den El Capitan hinaufgeklettert.« Das ist eine der schwierigsten Kletterrouten weltweit und er bezwang sie mit seinen beiden Freunden, ebenfalls behinderten Kletterern. Eine Tumorprothese hielte mich also nicht vom Sport ab.

Bisher bedeutete mein Spruch »Das mache ich mit links« Schonung, Umlernen und Gehirntraining. Aber mit der Aussage der Ärztin, dass mein Knochen nicht mehr stabil werden würde, war meine Gelassenheit verpufft. Ich hatte bis eine Woche zuvor, als ich die Entscheidung für die kombinierte Strahlen- und Chemotherapie traf, gedacht, dass es mit dem Einholen von Zweitmeinungen vorbei war.

Nun überlegte ich, bei wem ich mich noch erkundigen konnte. Mein Orthopäde Dr. Kristen hatte mich ursprünglich an das Allgemeine Krankenhaus überwiesen, also vereinbarte ich mit dem dortigen Tumororthopäden eine Audienz in dessen Privatordination.

»Abwarten ist momentan auf jeden Fall die beste Lösung«, sagte mir der Spezialist, »es gibt sehr wohl Tumorprothesen, mit denen Sie keine drastischen Bewegungseinschränkungen hätten.«

Ich war erleichtert.

»Wenn eine Operation notwendig wird, kommen Sie einfach zu mir! Aber frühestens nach der Chemo.«

Die Genesungszeit wäre dann jedoch abermals verlängert worden.

»Drei Monate nach dem Eingriff könnten Sie mit der Physiotherapie beginnen, die so lange dauert, bis der Arm wieder voll einsatzfähig ist.«

Auf eine Zeitabschätzung ließ sich auch dieser Mediziner nicht ein.

»Bei Ihrer Rotatorenmanschette ist ein Stück Knochen abgebrochen, bei der Biopsieöffnung, wahrscheinlich in Folge der Gewebeentnahme. Es könnte daher sowieso sein, dass es sich später beim Bewegen dort spießt.«

Hatte ich es wirklich so genau wissen wollen? Ich ärgerte mich, dass ich doch wieder eine neue Meinung eingeholt hatte.

Die Sonne und das frühsommerliche Wetter zogen mich oft ins Freie und verleiteten mich stets, das T-Shirt auszuziehen. Da die Schulter schon genug Bestrahlung erhielt, ließ ich meine sonnenhungrige Haut aber bedeckt. Abgesehen davon war es mir ohnehin zu kompliziert, das Leiberl im Park über den Kopf zu ziehen. Der Arm lag in der Schulterorthese und das Öffnen und Schließen der Klettverschlüsse nervte mich. Ich blieb bekleidet in der Sonne liegen und ignorierte die überdurchschnittliche Schweißproduktion.

»Das macht doch nichts, bleibst du halt im Schatten«, sagte Meral, eine Freundin von mir, die mich ins Spital begleitete.

Als sie mich mit ihrem Auto abholte, kam ich in den Genuss, einmal nicht über den Krebs nachzudenken und stattdessen Berichte aus einem anderen Leben zu hören. Wir tratschten auf der Hinfahrt, im Warteraum, während des anschließenden Spaziergangs durch das Spitalgelände und auf der Heimfahrt.

»Gibt es in deiner Straße ein nettes Café?«, fragte sie, als wir die Friedensbrücke passierten.

Ich lotste sie zur Eisdiele bei mir ums Eck und bestellte uns zwei Affogato al caffè, die Urform des Eiskaffees: eine Kugel Vanilleeis mit heißem Espresso übergossen. Der Kaffee schmolz die Eiskugel an der Oberfläche. Im Dampf stiegen Vanille- und Zuckernoten auf.

»Wow, so etwas habe ich noch nie getrunken!«, sagte Meral. »Oder sollte ich essen sagen?«

Ich war an jenem Tag wieder froh und dankbar, dass sich meine Freunde aufopfernd um mich kümmerten. Allerdings merkte ich, dass ich nicht mehr so viele Freundschaftskontakte hatte wie vor der Erkrankung. Die Häufigkeit der Treffen hatte abgenommen – die Intensität dafür zugenommen. Und das war die viel erfreulichere Veränderung in meinen Beziehungen. Sie brachte zusätzlich Licht in mein Leben, genau wie die Maschine mit den Lichtteilchen.


»Das Gute ist, dass Sie keinerlei Hautschädigungen haben!«, sagte Dr. Xhenemont beim Abschlussgespräch. »Das war früher nicht so, als noch mit Kobalt bestrahlt wurde.«

Die Strahlen der neueren Geräte erreichten erst in einer Gewebetiefe von drei bis vier Zentimetern das Wirkungsmaximum. Deshalb blieb die Haut verschont.

»Frühestens in zwei bis drei Wochen ab heute schlägt sich die Wirkung im Tumor nieder. Und die letzte Strahlendosis erst in fünf bis sechs Wochen«, erklärte der Strahlenmediziner. »Ihr Knochen wird mindestens drei Monate ab jetzt benötigen, um wieder belastbar zu sein.«

Demnach hätte ich bis Mitte September mit der Schulterorthese herumlaufen müssen. Eine hässliche Aussicht auf die nächsten Monate.

»Genaueres kann man aber erst sagen, wenn neuerlich bildgebende Diagnostik angewandt wurde.«

Da eine Röntgenkontrolle abermals Strahlenbelastung bedeutete und vor der Chemotherapie sowieso eine Computertomografie geplant war, verzichtete ich auf eine gesonderte Untersuchung.

»Decken Sie die bestrahlte Stelle in der Sonne weiterhin ab, jedenfalls noch einige Wochen!«, gab mir Dr. Xhenemont mit auf den Weg.

Am nächsten Tag fand die Urnenbeisetzung meines Opas statt. Es war skurril: Ich weinte nicht.

Rein physiologisch betrachtet fiel es mir leicht, zu weinen. Beim Anschauen von Filmen, die auf die Tränendrüse drückten, war ich regelmäßig nah am Wasser gebaut. Ging es aber um mich selbst, weinte ich selten. Für mich hatte das immer einen unpraktischen Nebeneffekt: Prompt traten Kopfschmerzen auf und nach kürzester Zeit hatte ich keinen klaren Blick mehr durch die Brillengläser. Medikamente und Putzen waren angesagt – das nervte. Vielleicht hatte der seltene Tränenfluss also nur einen unterbewusst praktischen Grund.

Die jüngsten Situationen, in denen ich weinte, konnte ich an einer Hand abzählen: beim Begräbnis des Mostviertler Opas ein paar Monate vor der Knochentumordiagnose, zweimal beim Schreiben über die Krebsdiagnose, und als mein Opa im Sterben lag und ich mich an das gemeinsam Erlebte erinnerte.

Bei seinem Begräbnis dachten vielleicht manche in der Kapelle des Friedhofs, dass ich gefühlskalt war, weil ich nicht weinte, aber ich hatte bereits am Sterbebett im Spital und später beim Tagebuchschreiben Tränen vergossen und mich verabschiedet. Ich riss ich mich zusammen, nicht zu viel zu lächeln. Weil ich mich an die schönen Erlebnisse erinnerte, die ich mit ihm teilte, freute ich mich über die gemeinsame Zeit.

Das Gefühl der Verbundenheit im Herzen und das Lächeln im Gesicht waren stärker als das Bedrückende des Verlusts. Während der Pfarrer mit gesenkter Stimme Opas Lebensstationen aufzählte, war meine Brust ganz warm. Und ich war beseelt davon, dass er nicht mehr litt und ich keine Schmerzen mehr im Arm hatte. Die Orthese trug ich natürlich trotzdem, worauf mich einige Trauergäste unversehens ansprachen.

»Ich habe Krebs«, erklärte ich, »und morgen fängt die Chemotherapie an.«

Auf der Rückfahrt nach Wien beherrschten mich die Gedanken an die bevorstehende Zeit: Wird die Behandlung erfolgreich sein? Wie definiere ich Behandlungserfolg? Schaffe ich es, nebenbei meine Selbstständigkeit vorzubereiten? Werden die Nebenwirkungen so schlimm, wie alle prophezeien?

Angst hatte ich dabei keine, nur ein wenig Sorge um meinen Geruchs- und Geschmackssinn. Als Nebenwirkung der Chemotherapie kann er nämlich beeinträchtigt werden. Würde ich meine feine Nase verlieren, könnte ich mir meine Geschäftsidee abschminken.

## Erste Chemotherapie

»Der Arm, an dem die Infusion angelegt wird, ist warm und schwer, ich kann sehen, wie die Venen anschwellen, genauso wie ein Fluss im Frühjahr, groß und weit und unempfindlich. Die Nadel geht glatt durch, geht glatt rein in das Gewebe, das sie umschließt, das sie ganz fest umschließt. Die heilsamen Medikamente verteilen sich im Körper und suchen nun jene Stellen auf, wo sie ganz dringend gebraucht werden. Dort helfen sie, den Heilungsprozess zu unterstützen.«

Diese Meditation, basierend auf jener von Prof. Dr. Dirk Revenstorf, Spezialist für klinische Hypnose an der Universität Tübingen, hörte ich vorbereitend auf die Chemotherapie und auch während der Behandlungen. Das Ziel war, den Stress der

Zytostatika-Verabreichung zu reduzieren und mir die Angst davor zu nehmen. Zytostatika sind Chemotherapie-Medikamente. Sie beeinflussen das Zellwachstum oder die Zellteilung.

Jede chemotherapeutische Behandlung, die einen längeren Zeitraum umspannt, wird in Phasen eingeteilt, sogenannte Zyklen. In meinem Erkrankungsfall gab die Standardtherapie gegen Hodenkrebs vor, dass drei bis vier Zyklen von je drei Wochen eingehalten werden sollten. Ein Zyklus dieser Therapie ist wieder unterteilt in eine Intensivwoche mit täglichen Infusionen und den beiden darauffolgenden Wochen mit je einer Behandlung. Bei jeder Krebsart sieht der Therapieplan anders aus.

»Für die erste Verabreichung sollten Sie im Spital bleiben«, sagte Dr. Weißmann bei der Vorbesprechung. »Sie werden täglich mehrere Infusionen erhalten und stationär können wir besser für Sie sorgen.«

»Wir planen nicht drei, sondern vier Zyklen«, sagte der Onkologe auf der Station beim Eröffnungsgespräch am ersten Tag der Chemotherapie.

Bei Knochenmetastasen von Hodenkrebs schrieben die Onkologie-Handbücher vier Zyklen vor. Die Chemo sollte mich also zwölf statt nur neun Wochen beschäftigen. Ich war wie vor den Kopf gestoßen. Ich dachte zuvor, Mitte August mit der Therapie fertig zu sein, doch nun würde sie bis Anfang September dauern. Mein Plan bezüglich der Selbstständigkeit begann zu wanken und ich geriet darüber in inneren Stress.

»Die chinesischen Kräuter nehmen Sie besser nur an den Tagen ein, an denen Sie keine Chemo bekommen«, sagte der Onkologe, »um die Wirkung nicht zu beeinflussen.«

Dr. Schirmer, mein TCM-Arzt, hatte zwar zuvor gesagt, dass das Granulat die Nebenwirkungen mildern könnte, doch ich hielt mich lieber an die Empfehlung des Onkologen.

»TCM-Kräuter können die Verstoffwechselung im Körper verändern«, sagte dieser.

Ich wollte die Wirkung der Chemotherapie weder verringern noch verstärken.

»Wichtig ist jedenfalls, dass Sie genügend essen«, sagte der Onkologe, als ich ihm von meiner Ernährungsumstellung erzählte. »Sollten Sie Gewicht verlieren, sehen Sie besser von der Diät ab.«

Die neue Ernährung hatte in den vergangenen beiden Wochen bereits ihre Wirkung gezeigt. Das Bild meiner Zunge hatte sich verbessert, sie war weniger rot und die Risse hatten sich vermindert.

»Wenn Sie die Chemo gut vertragen, können Sie die weiteren Intensiv-Wochen ambulant machen.«

Ein schwacher Trost.

»Ich gebe Ihnen noch eine Injektion mit Xgeva. Das ist ein Medikament, das die Regeneration des Knochens unterstützt«, sagte er. »Sie benötigen es einmal pro Monat.«

Um mich auch im Spital TCM-basiert zu ernähren, sprach ich gleich am ersten Tag mit der Spitaldiätologin. Ich wollte die Kost, die ich im Spital erhielt, so weit wie möglich an das Ernährungskonzept von Marie anpassen lassen.

»Unsere Spitalküche wird das sicher nicht vollständig umsetzen können«, sagte die Diätologin, zeigte sich aber gleichzeitig interessiert daran, was ich essen sollte und was es zu vermeiden galt.

»Ich werde versuchen, was möglich ist«, sagte sie. »Für morgen sind wir schon zu spät dran, aber ab übermorgen bekommen Sie die gewünschte Kost.«

Es war beeindruckend, was sie erreichte und wie gut die Küche das Ernährungskonzept umsetzte. Was ich allerdings damals schmerzlich vermisste, war die Würze von Kräutern.

Mitte der Woche besuchte die Diätologin mich nochmals.

»Passt alles?«, fragte sie. »Oder haben Sie Änderungswünsche?«

»Kann die Küche die Gerichte vielleicht etwas suppiger zubereiten?«, fragte ich, weil viele Speisen recht trocken waren.

»Ich werde das weitergeben«, sagte sie. »Und bitte achten Sie darauf, dass Sie keine Unterernährung haben.«

Wieder war ich froh, das Spital gewechselt zu haben. Hier fühlte ich mich viel besser aufgehoben als im Nachsorgespital.

Die Infusionen für die Chemotherapie bereitete die Spitalapotheke täglich frisch vor. Dabei war die Menge der Zytostatika, die in eine Kochsalzlösung als Trägerflüssigkeit gemischt wurde, exakt auf mein Gewicht und meine Größe abgestimmt.

»Darf ich Ihnen die Chemotherapie jetzt anhängen?«, wurde ich stets vom Pflegepersonal gefragt.

Als Erstes erhielt ich vorbeugend gegen Übelkeit eine Tablette und einen Medikamentencocktail in die Vene. Anschließend wurde bereits die erste Infusion der Chemotherapie angehängt. Die Zeit, in der dieses Zytostatikum in den Körper laufen sollte, war mit dreißig Minuten berechnet. Um die richtige Durchflussgeschwindigkeit zu erreichen, legte das Pflegepersonal den Infusionsschlauch in eine Dosierpumpe.

Auf dem Infusionsständer hingen insgesamt fünf Beutel und Flaschen mit durchsichtigen Flüssigkeiten. Mit dem zuvor verabreichten Medikament gegen Übelkeit flossen knapp drei Liter in meine linke Armvene. Ich startete die Chemomeditation und schloss die Augen.

Am ersten Tag war es bereits Nachmittag, als die Behandlung begann. Mit den strikt einzuhaltenden Durchflusszeiten hing ich über sechs Stunden am Tropf. Jeder einzelne Beutel wurde am Chemoprotokoll peinlich genau vermerkt und vom Pflegepersonal mit Kugelschreiber abgezeichnet. Die Handgriffe wirkten routiniert.

»Ich werde Ihre Vene nun spülen«, sagte ein Pfleger spät am Abend, nachdem er den Schlauch vom Venenzugang gelöst hatte und Kochsalzlösung aus einer Spritze in meinen Arm pumpte.

»Darf ich spazieren gehen?«, fragte ich.

Es war ein schöner Sommertag gewesen und ich musste unbedingt frische Luft schnappen.

»Natürlich«, sagte er. »Viel Spaß!«

In den folgenden Tagen startete die Therapie schon am Vormittag, sodass ich bereits am Nachmittag frei hatte und ungestört arbeiten, Besuche empfangen, meditieren oder lesen konnte.

Vom Zimmer in der zweiten Etage aus sah ich durch bodenhohe Fenster auf das Spitalgelände. Lange Kiefern, höher als der vierstöckige Neubau des Onkologie-Pavillons, lenkten den Blick auf die eingeschossige Palliativstation aus Holz und Glas. Krebsbehandlung und Sterbebegleitung lagen dicht nebeneinander.

Wegen des ausbleibenden Regens hatte sich die Blumenwiese zwischen den Gebäuden in einen Steppenstreifen verwandelt. Nur die Lavendelsträucher, mit denen ein abwechselnd mit Kies und Holzlatten gepflasterter Spazierweg gesäumt war, boten einige Farbtupfer.

Mehrere Personen schoben ein Krankenbett von einem der Palliativzimmer auf die Holzterrasse davor. Ein kahlköpfiger Patient sprach vom Bett aus mit einem der Schiebenden ohne Arbeitskleidung. Der Mann sah gequält aus, freute sich aber sichtlich über die Freiheit der Terrasse. Ich fragte mich unwillkürlich, an welcher Art von Krebs er gerade starb und war im nächsten Moment selbst überrascht über meinen schrecklichen Gedanken.

Die meiste Zeit verbrachte ich am runden Tisch an der Fensterfront, meinen Laptop und Zettel für die Unternehmensgründung vor mir ausgebreitet.

»Da haben Sie sich aber ein sehr nettes Büro eingerichtet«, sagte der Stationsarzt bei der Visite.

»Wenn ich schon so lange hier gefesselt bin, lasse ich es mir wenigstens gut gehen«, sagte ich und zwinkerte.

War ein Chemotherapiebeutel leer, ertönte ein Alarm der Infusionspumpe. Hin und wieder hörte das Pflegepersonal diesen und kam, um den nächsten Beutel anzuhängen. Meistens musste ich aber rufen. Weil der Schwesternrufknopf beim Bett hing, hatte ich eine kleine Klingel bekommen, damit ich trotzdem läuten konnte. Ich kam mir wie das Christkind vor.

Wenn ich nicht am Tropf hing, spazierte ich durch das Spitalgelände. Das weitläufige Areal markierten die einzelnen Pavillons, in denen jeweils unterschiedliche Stationen untergebracht waren. Zu diesen Gebäuden führten breite Gehwege und rundherum eine Einbahnstraße für den Fahrtendienst. Weite Rasenflächen und viele Sträucher und Bäume zwischen den einzelnen Pavillons versprühten gepaart mit der trockenen Hitze mediterranes Flair. Der Kieferngeruch erinnerte mich an Kroatien.

Besonders angetan war ich von den Parkbänken rund um den Goldfischteich in der Mitte des Geländes. Der Wasserzulauf plätscherte bedächtig und versetzte mich in eine meditative Stimmung. Das Zirpen der Grillen erledigte den Rest.

Einmal, als ich abends die Station verließ, um spazieren zu gehen, fing mich Pfleger Erik am Gang ab.

»Ah, Sie müssen der Herr Greiner sein!«, sagte er.

»Wieso nehmen Sie das an?«

»Na ja, es spricht sich schnell herum, wenn mal ein junger Patient da ist.«

Wie bereits in der Strahlenambulanz waren sie auch auf der onkologischen Station erfreut, nicht nur alte Menschen zu sehen.

Die ersten Nebenwirkungen spürte ich am zweiten Tag. Ich hatte Schwierigkeiten zu schlucken, so als hätte ich einen Frosch im Hals. Wenn das alles war, war die Therapie ein Kinderspiel, dachte ich zuerst.

In den folgenden Tagen gesellte sich ein flaues Gefühl im Magen dazu. Meine Beine und Füße schwollen an, auch die Unterarme kamen mir dicker vor. Der Kreislauf sackte ein, aber das konnte durchaus am heißen Wetter gelegen haben – oder am Kortison, das ich begleitend zur Chemotherapie erhielt.

Bald trockneten Mund und Lippen aus. Gegen Ende der Woche begann die Verdauung zu spinnen. Ich hatte Verstopfung. Obwohl ich bereits massenhaft Flüssigkeit über die Infusionen erhielt, musste ich viel trinken. Das hatte zur Folge, dass ich spätestens alle zwei Stunden aufs Klo rannte.

Sonst fühlte ich mich im Großen und Ganzen fit. Die unangenehmste Nebenwirkung war ein durchgehender Schluckauf, den ich schlecht loswurde. Manchmal hielt er eine halbe Stunde an.

Das Gebäude bot einen miserablen Handyempfang. Zum Telefonieren reichte es zwar, doch nicht für den Internet-Hotspot meines Telefons. Also schrieb ich untertags E-Mails auf dem Laptop, die ich im Postausgang speicherte. Abends packte ich den Computer unter den Arm und wanderte durchs Spitalgelände, um besseren Empfang zu suchen.

Beim ersten Versuch klappte es in der Nähe des Parkkassaautomaten, aber am darauffolgenden Tag hatte ich dort auch kein Glück. Ich ging – verbotenerweise, aber das wusste ich zu diesem Zeitpunkt noch nicht und ahnte es nicht – raus auf die Straße. Vor einer Bäckerei setzte ich mich auf eine Parkbank und verband das Gerät mit deren öffentlichem Netzwerk, um meine Nachrichten zu verschicken.

Eine Stunde später, als ich mich wieder im Spitalpark befand, läutete mein Telefon. Auf dem Display eine lange Nummer mit Wiener Vorwahl.

»Herr Greiner, ist alles in Ordnung?«, fragte mich die Stationsschwester.

»Ja, ich sitze beim Fischteich.«

»Wo bitte? Welcher Teich?«

»Na hier am Gelände.«

»Aha«, sagte sie. »Man hat Sie draußen gesehen.« Eine andere Schwester war im Gasthaus vor dem Spital im Schanigarten gesessen, hatte mich vorbeigehen sehen und rief die diensthabende Stationsschwester an.

Ich war beeindruckt, wie genau sie auf ihre Patienten aufpassten.

»Oh, das tut mir leid, ich war nur auf der Suche nach funktionierendem Internet«, entschuldigte ich mich.

Wenig später lief ein Fuchs an mir vorbei. Ich grinste. Dieser Ort war wirklich gemütlich. »Da *muss* ich ja schnell wieder gesund werden in einer derartigen Umgebung«, sagte ich halblaut zu mir selbst.

Wenn ich abends von den Spaziergängen zurückkam, war ich meist noch nicht müde genug, um schlafen zu gehen.

»Ist es in Ordnung, wenn ich mich noch in den Tagraum setze?«, fragte ich am Stationsstützpunkt.

»Natürlich, machen Sie, was Sie wollen«, sagte eine der Schwestern. »Aber achten Sie darauf, dass Sie genügend Schlaf bekommen.«

Ich saß also oft noch im Aufenthaltsraum und las ein Buch von der Bücherwand oder schrieb am Laptop.

Im Hintergrund hörte ich den Krankenschwestern und -pflegern beim Einschachteln zu, dem Vorbereiten der Medikamentendosen für den nächsten Tag. Das Knistern der Tablettenfilme beim Herausdrücken der Medikamente und das Klackern der Tabletten, als sie in die Dosen fielen, erzeugte eine monotone und beruhigende Geräuschkulisse, fast wie der Brunnen am Teich.

Gegen Ende der ersten Chemowoche machte ich einen Ausflug in das Orthopädische Spital Gersthof. Röntgenkontrolle und Besprechung mit meinem tumororthopädischen Chirurgen Dr. Machacek.

»Ich bin sehr zufrieden mit der Regeneration des Knochens«, sagte er. »Das Biopsieloch verknöchert schön, das abgesprungene Teilchen oberhalb der Öffnung, das wir im postoperativen Röntgen gesehen haben, ist wieder angewachsen und seitlich sieht man Kallusbildungen.«

Mein tumordurchsetzter rechter Oberarmkopf begann zu heilen. Das stimmte mich positiv.

»Sie dürfen den Arm ab sofort passiv mobilisieren«, sagte der Arzt. »Ihr Physiotherapeut kann ruhig bis zur Schmerzgrenze gehen.«

Gleich nachdem mich das Privattaxi von der Rettung wieder ins Spital zurückgebracht hatte, telefonierte ich mit Leo, einem befreundeten Ergotherapeuten, und fragte ihn, ob er mich behandeln würde.

»Na klar, gerne kümmere ich mich um deinen Arm«, sagte er.

Jeden einzelnen Tag besuchten mich liebe Freundinnen und Freunde im Spital. Die Zeit der Infusionen und der lange Abend – denn das Abendessen servierten die Stationshelferinnen schon um spätestens halb sechs – vergingen so fast wie im Flug. Ich freute mich über die vielen befruchtenden Gespräche und die gemeinsam verbrachte Zeit, wenn ich, wieder allein, die geschenkten Sonnenblumen betrachtete, meinen Kopf auf den bunten Polster in Form eines Fuchskopfs niederließ oder den grünen Fidget Spinner in meinen Fingern kreisen ließ.

»Nächste Woche findet zuerst die Computertomografie statt und dann bekommen Sie die Infusion«, sagte die stationsführende Onkologin Dr. Breyer, die mich ab nun für die restlichen Therapien betreuen würde, am Ende der ersten Chemowoche.

Ich erhielt die Entlassungspapiere und ein Rezept für eine subkutane Lonquex-Injektion, damit die Anzahl der weißen Blutkörperchen nicht zu weit absank. Die Spritze gab ich mir daheim selbst, unter die Haut in die Bauchfalte.

»Als Nebenwirkung könnten Knochenschmerzen auftreten. Nehmen Sie dann bitte gleich ein Schmerzmittel«, sagte sie. »Außerdem ist zu erwarten, dass Sie die Chemo immer wieder anders vertragen als in dieser Woche.«

Ich fühlte mich noch halbwegs fit.

»Je mehr Zyklen auf den Körper einwirken, desto schlechter kann es werden«, erklärte die Onkologin.

Sollte ich die nächste Intensivbehandlung in drei Wochen doch lieber stationär verbringen?

## Auf den Körper hören

Ich träumte, dass ich den stetigen Drang hatte, zu spucken. Irgendetwas aus meinem Mund wollte ich loswerden. War es ein Geschmack? Hatte ich etwas gegessen, das ich nicht schlucken konnte? Oder wehrte sich mein Körper gegen die Chemo? Allmählich wachte ich auf und spuckte noch immer. Ich lag auf dem Rücken, rund um den Mund Speichel.

Am Wochenende nach der ersten Intensivchemo stellten sich zuerst mein Geschmacksempfinden und später meine Speisenvorlieben um.

Davor hatte ich immer Leitungswasser getrunken, nun bekam ich es nicht mehr hinunter. Sobald ich es im Mund hatte, füllte es den Mundraum restlos aus, befiel ihn geradewegs wie aufquellender Rasierschaum und belegte sämtliche Mundschleimhäute. Es wirkte nicht erfrischend wie sonst, sondern eher bedrückend, extraweich, äußerst unangenehm. Mir wurde fast übel davon.

Ich brauchte Kohlensäure. Das kannte ich gar nicht von früher, nur selten nahm ich vor diesem Zeitpunkt kohlensäurehaltige Getränke zu mir. Jetzt mischte ich Sprudel mit Leitungswasser im Verhältnis eins zu vier, um es trinken zu können. Pur ging gar nicht.

Vor der Chemotherapie hatte ich mir einige TCM-Gerichte vorgekocht, doch nun verspürte ich einen Widerstand, sie zu mir zu nehmen. Mir grauste sogar davor. Frisch gekocht klappte es besser, aber dennoch nicht so wie vor dem Beginn der Chemo. Am besten ging mir das mittlerweile liebgewonnene Frühstück von der Hand: ein in Wasser gedünsteter Apfel, vermischt mit vorgekochtem Basmatireis, gewürzt mit Vanille, einer zerbröselten Kakaobohne oder etwas Zimt.

Tagsüber tauchten Burger und Schnitzel vor dem inneren Auge auf. Ich entwickelte eine richtige Fleischeslust. Das kannte ich nicht von früher. Bisher hatte ich mich eher vegetarisch ernährt. Nicht öfter als alle zwei Wochen stand Fleisch am Speiseplan und Wurst aß ich gar nicht. Ich bestellte beim Lieferdienst Burger mit Pommes und holte mir Iskender Kebap und Etli Ekmek vom Türken ums Eck. Beim Italiener überkam mich die Lust nach Eierschwammerlpizza mit fettiger Oberssauce. Manchmal aß ich noch einen zweiten Burger am Abend.

Das alles war zwar nach dem TCM-Ernährungskonzept von Marie verboten, doch wenn der Körper plötzlich danach verlangte, warum sollte ich mich strikt an die Diät halten? Ich war nicht mehr so standhaft, was die Ernährung anging, und ich hatte meist keine Lust, selbst zu kochen. In der vergangenen Woche im Spital verlor ich fünf Kilogramm, obwohl ich Appetit hatte und genügend aß. Meine Energie war gesunken und manchmal kam ich mir vor, als lief mein Körper nur noch auf fünf Prozent Leistung. Ich brauchte nun deftigere Speisen als die leichtverdauliche TCM-Kost.

Zum Nachverfolgen des Behandlungserfolgs wurde in der zweiten Woche der Behandlung eine Computertomografie des Rumpfs als sogenanntes Staging-CT aufgenommen. Die Chemo erhielt ich im Tagraum in die Armvene. Nach dem Mittagessen durfte ich das Spital wieder verlassen.

Ich fuhr zur Krankenkasse, um die Chefarztbewilligung für die Ergotherapie zur Mobilisierung meines Arms zu holen. Im Warteraum blies eisige Luft aus den Deckenauslässen der Klimaanlage. Ich wechselte mehrmals den Platz, fror aber dennoch.

Am Weg zur Straßenbahn schien sich die Haltestelle mit jedem Schritt weiter zu entfernen. Jede Bewegung war beschwerlich, als hätte ich Bleiplatten an den Schuhsohlen. Während der Fahrt wünschte ich mich einfach nur noch nach Hause. Ich verlor die Konzentration, musste immer wieder nachsehen, bei welcher Station der Fahrer gerade hielt und aufpassen, dass ich nicht zu weit fuhr.

Daheim warf ich alle Sachen auf den Boden und fiel ins Bett. Mein Körper zitterte wie wild, sobald er in der Horizontalen war. Halb besinnungslos maß ich erhöhte Temperatur, nahm Paracetamol sowie eine Magenschutz-Tablette ein und verkroch mich unter der Decke.

Vollkommen verschwitzt wachte ich drei Stunden später wieder auf. Ich fühlte mich zwar schwach, aber es schüttelte mich nicht mehr und ich konnte wieder klar denken.

»Fieber und Schüttelfrost«, sagte die diensthabende Ärztin am Telefon. »Das kann vom Bleomycin kommen, das Sie am Vormittag bekommen haben.«

An den folgenden Tagen hatte ich durchgehend Kopfschmerzen, Kreuzschmerzen, Knieschmerzen und schwere Beine. Es fühlte sich an, als bekäme ich eine Erkältung, es waren aber nur Nebenwirkungen. Ich fühlte mich geschwächt, vor allem am Nachmittag. In der Früh ging es mir meist noch gut, da hatte ich genügend Kraft, mir das Frühstück zu kochen und es schmeckte mir sogar wieder. Ich musste viel rasten, doch für einen entspannenden Schlaf reichte die Müdigkeit nicht aus. Jeder Versuch, die Kopfschmerzen loszuwerden, blieb erfolglos.

Dennoch setzte ich weiterhin die Vorbereitungen meiner Selbstständigkeit fort. Die ersten paar Tage nach der Intensivchemo war ich krankgemeldet, dann meldete ich mich aber wieder zurück beim Arbeitsamt und besuchte einen zweitägigen Gründungsworkshop zum Thema »Aufbau des eigenen Rechnungswesens«. Ich wollte nicht noch zwei bis drei Monate ungenutzt verstreichen lassen. In der Zeit seit der Diagnose hatte ich ohnehin nur das Nötigste für meine Unternehmensgründung getan und das war wirklich wenig. Solange es mir gut ging, konnte ich alles für die Gründung vorbereiten, dachte ich, damit ich endlich mit der Geschäftsidee durchstarten könnte, wenn ich wieder gesund wäre.

»Es ist großartig, wie genau du dich an den Ernährungsplan gehalten hast«, sagte Marie, als ich sie zur Kontrolle der TCM-Ernährungsberatung besuchte, »und das trotz Spitalaufenthalt und Chemotherapie«.

Mein Zungenbild hatte sich wesentlich gebessert, die Stagnation war aber immer noch deutlich erkennbar.

»Du bist auf dem Weg zur Genesung«, sagte sie. »Es ist in Ordnung, dass du hin und wieder etwas anderes isst, wenn der Körper danach verlangt.«

Mittlerweile hatte sich mein Gewichtsverlust stabilisiert, ich war allerdings am persönlichen Tiefpunkt von 62 Kilogramm angelangt. Ich fühlte mich immer noch relativ fit, nahm weiterhin ergänzend das Granulat mit den chinesischen Kräutern ein und futterte ordentlich, um bei Kräften zu bleiben.

»So wird dich die Behandlung schon nicht aus der Bahn werfen«, sagte Marie.

Die Ergotherapie zeigte bereits erste Erfolge. Die Beweglichkeit des Arms war schon viel besser geworden und auch die Verspannungen und Blockaden in der gesamten rechten Schulterregion hatten sich um ein Vielfaches reduziert.

Zu den erkältungsähnlichen Schmerzen im ganzen Körper hatte sich ein Druck an den Augen gesellt sowie ein weicher und hellgelber Ausfluss. Aufstoßen und Schluckauf begleiteten mich regelmäßig durch den Tag. Die nächtlichen Toilettengänge hielten an und heftige Träume suchten mich heim.

# Veränderung

Zwei Wochen nach der Intensivchemo waren der Kopfpolster und auch das Leintuch in der Früh voller Haare. Jetzt begann also der Haarausfall, wie angekündigt, aber das kümmerte mich nicht.

Ich montierte den 3-Millimeter-Aufsatz auf den Rasierapparat und schor mir die Haare kurz. Überall am Körper. Am Kopf rasierte ich mit der Klinge nach.

»Könntest du mir bitte helfen und nachsehen, ob ich alle Haare erwischt habe?«, fragte ich Iris, meine Mitbewohnerin.

Wir gingen ins Bad, ich setzte mich vor das Waschbecken und reichte ihr den Rasierer. Sie rasierte die Stellen, die ich nicht ordentlich erwischt hatte, vorsichtig und behutsam.

»Ich habe Angst, dass ich dich schneiden könnte«, sagte sie, »steht dir eigentlich gut, so ganz ohne Haare.«

Die Kopfhaut war weich und ich mochte es, mit der Hand darüber zu streichen. Schon vor der Krebserkrankung war ich nicht mit dichtem Kopfhaar gesegnet, also war es mir egal, dass ich nun eine Vollglatze hatte.

»Du hast eine schöne Kopfform«, sagte eine Kletterfreundin, als sie mich später im Spital besuchte. »Ich mag Männer mit Glatze und ich weiß, dass es vielen Frauen ähnlich geht.«

Wäre es eine Alternative, das schüttere Haar, das nach der Behandlung nachwachsen würde, für immer abzurasieren?

Das einzig Stetige ist Veränderung.

Die Menschen wünschen so oft, dass sich nichts verändert. Wir hoffen, dass immer alles gleich bleibt. Wie an einem Strohhalm halten wir uns an diesem Irrglauben fest, damit wir nicht im Fluss des Lebens davongespült werden. Es könnte ja etwas passieren. Wir könnten das Leben spüren. Ist uns das zu viel? Bleiben wir lieber in unserem Sumpf und jammern?

Veränderung ist allgegenwärtig. Es gibt keinen Stillstand, das führt uns die Natur täglich vor Augen. Wir leben im Wechsel des Wetters und der Jahreszeiten. Selbst wenn wir in der Stadt wohnen. Wenn es wie aus Schaffeln regnet, helfen uns keine klimatisierten Straßenbahnen in Kurzzeitintervallen. Wir werden trotzdem waschelnass. So ein Sommerregen tut nicht weh.

Ich erinnerte mich, dass ich früher gar nicht selten auf den Wetterbericht achtete und nur beim kleinsten Anzeichen von Niederschlag den Regenschirm einpackte. Mittlerweile war mir das – so wie vieles andere – sowas von egal.

Das ist das Schöne an der Natur. Ich sehe, wie sie im Frühjahr erblüht, wie alles im Saft steht, wächst und gedeiht und sich Samen ausbildet fürs Überleben, denn der herannahende Tod ist vorprogrammiert. Er gehört zum Leben. Die Pflanze überlegt nicht, was im Alter sein wird, sie hat keine Angst vor dem Sterben. Es ist für sie selbstverständlich und sie baut vor.

Natürlich ist die Pflanze kein denkendes Wesen, doch mit dem Denken wird diese Sache bei uns Menschen nicht einfacher. Wir entwickeln unangenehme Gefühle, Befürchtungen und Ängste. Wovor? Vor einem Ereignis, das zu uns gehört wie die Geburt? Wir kommen durch ein Wunder zum Leben und verlassen es wieder auf eine wundersame Weise. Ich akzeptierte das. Der Tod ist Teil dieser ewigen Veränderung, die wir Leben nennen.

Im Körper ist es genauso: Es gibt keinen Stillstand. Das Herz schlägt bereits vor der Geburt und bis zum Tod, wir atmen ab der Geburt und bis zum Tod. Selbst wenn wir wollten, wir würden es nicht schaffen, nicht zu atmen. Wenn wir den Atem anhalten, ist unser Körper so schlau, dass er uns lahmlegt: Wir fallen in Ohnmacht, das Bewusstsein ist ausgeschaltet und er kann wieder atmen.

Da es im Körper keinen Stillstand gibt, ist die stetige Veränderung sichtbar und spürbar. Am besten sehen und fühlen wir das, wenn wir uns verletzen. Der menschliche Körper hat die Fähigkeit zur Selbstheilung. Selbst-Heilung!

Ja, genau, das gehört zur Serienausstattung unserer irdenen Gestalt. Und wir brauchen dazu gar nichts aktiv zu tun. Es kommt auf die Art der Körperzelle an, wie schnell sie sich regeneriert. Dieses Erneuern bedeutet aber auch, dass sie stirbt. Jede Zelle hat einen vorprogrammierten Zelltod. Es heißt, dass sich unser Körper alle sieben Jahre komplett regeneriert. Nur durch den Tod der einen Zelle kann eine frische Zelle an ihren Platz treten. Von außen betrachtet erneuert sich unser Körper, bleibt frisch. Mikroskopisch gesehen leben wir mit dem ständigen Tod.

Das Absurde beim Krebs ist, dass diese Zellen nicht sterben. Sie haben einen unbändigen Überlebenswillen, auf Kosten aller anderen Zellen. Jeder Mensch hat Krebszellen, weil bei der ständig laufenden Zellteilung hin und wieder Fehler passieren. Der Mensch ist fehlerbehaftet. Er lebt mit dem Fehler. Er lernt durch Fehler. Fehler sind sein Leben.

Krebs ist die perfektionierte Veränderung: Eine Zelle verändert sich, mutiert, teilt sich, sie emanzipiert sich gegenüber dem restlichen Zellverband, wird eigensinnig, hält sich nicht mehr an die im System des menschlichen Körpers geltenden Regeln. Erst sind es einzelne Zellen im Körper, die das Immunsystem im Idealfall erkennt und diese vernichtet. Es sorgt dafür, dass alles im geregelten Zustand bleibt. Es spürt diese nicht normalen menschlichen Körperzellen auf, erkennt und vernichtet sie. Durch die genetische Veränderung der Krebszellen entziehen sie sich dem üblichen Lebenszyklus und verlieren die Fähigkeit zum natürlichen Zelltod. Also muss das Immunsystem sie töten. Wenn dem Immunsystem das nicht gelingt, dann können sich im Körper frei herumschwebende Krebszellen zusammenrotten und Tumoren bilden. Nehmen die Krebszellen überhand und bilden einen Tumor, wachsen sie als Folge ungehindert, ohne Rücksicht auf Verluste, nehmen allen Raum ein, den es zu nehmen gibt, fordern ihn regelrecht ein und agieren vollkommen egoistisch. Es ist der eigene Überlebenswille, der den Krebs antreibt. Haben sich die Krebszellen einmal zu einem Gewächs zusammengeschlossen, haben sie die Macht über den Körper erlangt.

Dann können sie sich noch besser tarnen und täuschen. Sie wuchern unvermittelt und können normales Körpergewebe verdrängen. Besonders durch die Metastasenbildung wird der Überlebensstarrsinn der Krebszellen deutlich. Durch die Metastase kann der Krebs an einem anderen Ort im Körper weiterleben, wenn wir den ersten Ort entdecken und ihn dort herausschneiden oder bestrahlen.

Es braucht die Veränderung, damit Neues entstehen kann. Egal ob ich mir die Flora ansehe, den menschlichen Körper oder den Krebs, wo die veränderte, entartete, abnormale Zelle der Samen für etwas Neues ist: eine Krebsgeschwulst, im Prinzip ein neues Lebewesen im menschlichen Körper.

Sinnigerweise wurde bei meinem Hodenkrebs der Beta-hCG-Wert im Blut geprüft. Bei Frauen ist dieser Wert während einer Schwangerschaft extrem erhöht. Klingelt es? Da entsteht auch neues Leben. Ich war mit Krebs schwanger. Nur mit dem Unterschied, dass die Schwangerschaft beim Menschen eine vorprogrammierte Ausnahmesituation ist. Da gibt es einen Fahrplan, wie dieser Veränderungsprozess im besten Fall abläuft, ohne dass der Körper des Wirts Schaden nimmt. Beim Krebs ist das nicht so. Der ist nicht vorprogrammiert. Der ist verselbstständigte Veränderung. Und führt im schlimmsten Fall zum Tod des Wirts. Damit stirbt auch der Krebs, aber dieses Risiko geht er ein. Es ist verrückt.

Ich hatte anfangs die Ansicht, dass meine Krebsmetastase im Oberarmknochen etwas Fremdes war, das dort nicht hingehörte. Mittlerweile hatte ich erkannt, dass auch das meine Zellen waren. Der Tumor kam nicht von außen. Er war in mir entstanden. Auch die Metastase war Teil meines Körpers. Ich akzeptierte ihn, wie er war: als menschliche Hülle, die fehlerbehaftet und sterblich ist.

»Es ist alles wie immer!«, sagte Markus, als ich ihm davon erzählte.

Veränderung ist für mich Transformation. Bei der Geburt und dem Tod ist das offensichtlich. Wenn wir den Bauch der Mutter verlassen, schließen wir uns mit dem Atmen an die neue Umgebung, an die geänderte Umwelt an, die wir Atmosphäre nennen. Wenn wir nicht atmen, schaffen wir den Kontakt, die Verbindung, nicht.

Welchen Anschluss erfahren wir durch unseren eigenen Tod, welche Transformation erwartet uns dann?

Auch während des Lebens transformieren wir uns. Wir verändern uns als Menschen vom Säugling zum Kleinkind zum Schulkind, werden pubertär und erwachsen, wir er-wachsen. Aber das ist nicht das Ende. Wir lernen immer noch weiter, entwickeln uns, werden irgendwann Eltern und kommen in die Midlife-Crisis, spätestens wenn uns bewusst wird, dass wir sterben werden.

Bei jeder dieser Transformationen entwickeln wir uns weiter, bringen den Geist und den Körper auf eine neue Stufe. Ich finde es reizvoll, diese Transformationen aktiv zu durchleben und durch Entscheidungen selbst zu gestalten. Wenn ich ehrlich bin, gehört Entscheidungen zu treffen zu den geilsten Dingen im Leben. Ich entscheide unglaublich gern. Tat ich es früher eher nur in beruflichen Belangen, mache ich es jetzt umso lieber in höchstpersönlichen Bereichen, die mein Leben direkt betreffen. Eine wichtige Voraussetzung für Veränderung ist die Annahme der Vergangenheit und des aktuellen Zustands. Ich musste die alten Muster akzeptieren und erkennen, die hinderlich waren, die zur Blockade und zur Stagnation führten. Ich wollte Schuld- und Schamgefühle loslassen. Ich verspürte das Verlangen, meine Lebensumstände zu ändern. Hin zu einem Leben, das besser zu mir passte und weg von der Schablone, die ich vom Umfeld aufgedrückt bekam – das sind deren Leben. Neben der sichtbaren und spürbaren Veränderung in meinem Körper hat der Krebs auch noch eine wahrnehmbare Veränderung in meinem Verhalten gebracht. Ich sah die Erkrankung nicht nur als Bürde, sondern auch als Geschenk.

## Zweiter Zyklus

»Was ist das für ein Knoten in der rechten Achsel?«, fragte ich meine Onkologin Dr. Breyer. »Er schmerzt, wenn ich drücke.« Sie tastete.

»Das fühlt sich nicht wie ein Tumor an, aber ich werde einen Ultraschall für heute organisieren.«

Starke Akne auf der Brust, den Schultern, am oberen Rücken und sogar am linken Unterarm sowie die verdunkelte Haut in Form des Venflon-Pflasters vom jüngsten Venenzugang sorgten für eine nervöse Grundstimmung.

»Ihre Haut ist durch die Therapie sehr angegriffen. Die braune Stelle ist Ausdruck einer Pflasterallergie. Sagen Sie dem Pflegepersonal bitte beim nächsten Mal, dass sie ein anderes Pflaster verwenden sollen.«

Wieder ein Detail mehr, das ich im Auge behalten musste.

»Die Computertomografie war übrigens in Ordnung«, sagte sie. »In Abdomen und Thorax sind keine Metastasen feststellbar.«

Der zweite Zyklus begann für meine Onkologin tiefenentspannt. Es fiel mir schwer, dieses Gefühl zu teilen. Ich brauchte Nervennahrung, aß eine Handvoll Butterkeks aus einer der Vorratsdosen im Tagesraum und futterte wenig später eine Packung Manner-Schnitten. Jedes Mal, wenn ich sündigte, fühlte ich mich schlecht, dass ich mich nicht an die TCM-Diät hielt, bemühte mich aber im selben Moment um Gelassenheit. Das Hin und Her in meinem Kopf nervte. Ich brühte mir eine Kanne frischen Passionsblütentee und versuchte das Gedankengewitter mit Atemübungen zu beruhigen.

Den ersten Zyklus hatte ich halbwegs gut überstanden. Ich hatte – ehrlich gesagt – schlimmere Nebenwirkungen erwartet. Gut, die Bandbreite war vielfältig, aber die Intensität bisher nicht tragisch.

Was erwartete mich nun in der zweiten Intensivwoche?

Als ich in meinem Zimmer am Tropf hing und im Bett lag, nahm ich unfreiwillig Gesprächssplitter aus dem Nebenzimmer wahr. Zwei Patientinnen unterhielten sich, eine jüngere und eine ältere Frau, die sehr deutlich nach der Schrift sprach.

»Ich bin einundachtzig und es tut mir leid, dass ich so alt bin.« Ab diesem Satz hatte sie meine Aufmerksamkeit. Sie sprach etwas zögerlich, aber keinesfalls stotternd oder nach den passenden Wörtern suchend.

»Meine Mutter ist auch einundachtzig und ich sage nie zu ihr, dass sie alt ist«, antwortete die jüngere Frau.

»Mein Karl-Heinz sagt immer, ich bin nicht alt.« Sie hielt inne. »Er sagt, ich bin eine junge Dame. Er sagt das immer mit einem Scherz.«

»Ja, das ist gut so, er macht das wohl mit dem Wiener Schmäh«, erwiderte die Jüngere.

Während im Nebenraum eine Pause entstand, betrachtete ich auf dem Display der Infusionspumpe die blinkenden Zahlen. Räuspern im Nebenzimmer.

»Ich habe immer alles etwas zu schwer genommen«, sagte die ältere Frau.

»Ja, das ist schlecht.«

»Aber so wird man geboren.«

»Manchmal muss man es locker nehmen. Das Leben kann so hart sein.« Die jüngere Frau hielt eine kurze Pause. »Ich bin eher ein positiver Mensch.«

»Ich bin auch ein positiver Mensch. Aber ich habe auch Angst.«

Ein Stich fuhr mir durch die Brust. Die Betriebsamkeit auf dem Gang wurde lauter, so dass ich nicht mehr hören konnte, was die Frauen sagten. Auf dem Fernseher, den mein Zimmerkollege einschaltete, lief Werbung. Er stellte seinen Kopfhörer auf lautlos, ich sah mir die flimmernden Bilder an und spitzte die Ohren.

»Darf ich Ihnen etwas sagen?«, fragte die ältere Frau und sprach weiter, ohne auf eine Reaktion zu warten. »Meine Mutter ist leider schon verstorben. Jetzt kann ich sie leider nicht mehr anrufen.«

»Ja, aber Sie können noch immer mit Ihrer Mutter sprechen«, sagte die Jüngere.

»Ich habe meine Mutter immer am Samstag in ihrer Garçonnière besucht. Und als sie sich zum Schlafen hingelegt hat, da hab ich sie dann am Friedhof besucht.« Sie hielt inne. »Ich hoffe, ich kann jetzt an sie denken.«

Die Unterhaltung erinnerte mich an die Schlussszene des Films »Himmel über der Wüste« von Bernardo Bertolucci, in der Debra Winger in jenes Hotel zurückkehrt, in dem die Geschichte ihren Ausgang nahm. Zuvor verlor sie in einer schier endlosen Odyssee durch die Wüste ihren Mann – dargestellt von John Malkovich – an Typhus und schloss sich dann einer Karawane von Beduinen an. In der Hotellobby erkennt sie ein alter Herr wieder und sagt:

»Haben Sie etwas verloren? Da wir nicht wissen, wann wir sterben werden, sehen wir das Leben wie einen unerschöpflichen Brunnen. Und doch geschieht alles nur wenige Male, unsere Erlebnisse wiederholen sich nur sehr selten. Wie oft noch wirst du dich an einen Nachmittag in deiner Kindheit erinnern? Ein Nachmittag, der sich so tief in dein Wesen eingeprägt hat, dass du dir dein Leben ohne ihn nicht einmal vorstellen kannst. Vielleicht wirst du dich noch vier- oder fünfmal an ihn erinnern. Vielleicht nicht einmal so oft. Wie oft wirst du den Vollmond noch aufgehen sehen? Vielleicht noch zwanzigmal, und doch ist alles unendlich.«

Dieser eine Halbsatz der alten Dame, »Es tut mir leid, dass ich so alt bin«, schockierte mich. Ich war gefesselt von ihrer Klarsicht. Und fühlte ihre Trauer durch die Wand zwischen unseren Krankenzimmern tief in mir. Ich war in diesem Moment selbst traurig, wie diese Frau mit einundachtzig Jahren auf ihr Leben zurückblickte, darüber sagte, dass sie »immer alles etwas zu schwer genommen« hatte und unverzüglich damit rausrückte, was sie tief am Grund ihrer Seele bedrückte: »Ich habe Angst.« Spürte sie, hatte sie in jenem Moment die Gewissheit, dass ihr Tod nahte?

Alle Türen auf der onkologischen Station hatten Türschilder, sogar jene zu den Abstellräumen und Schaltschränken. Nur ein Raum hatte keines. Welches Zimmer suchte anscheinend niemand und warum war die Tür immer verschlossen? Nie sah ich eine Ärztin, einen Pfleger oder eine Stationshilfe hineingehen oder herauskommen.

Ich war wegen der Hitze barfuß zur Körperwaage gegangen und bemerkte auf dem Rückweg, dass die Tür offenstand. Das Ganglicht leuchtete in den gerade einmal zwei Meter schmalen Raum. Das leere Krankenbett war, ganz untypisch, mit dunkler, blaugrüner Wäsche bezogen. An der Stirnwand hingen ein Vorhang in derselben Farbe und ein gerahmtes Foto einer sonnig erleuchteten Forststraße, die von Wald eingesäumt war. Seitlich über dem Bett war ein Wandregal befestigt, auf dem Kerzen, ein Marienbild und ein Kruzifix standen.

»Das ist der Abschiedsraum«, sagte Schwester Hanna, als sie neben mir eine Lade des rollbaren Aktenschranks öffnete und nach Patientenunterlagen suchte. »Dahin kommt man, wenn man schon gestorben ist.«

Der Tod war mir so nah wie noch nie, ich spürte ihn noch unmittelbarer als bei den Beerdigungen meiner Großväter.

»Ich finde das Zimmer gruselig und es ist ungemütlich, weil es kein Fenster hat«, sagte Hanna.

Übelkeit überkam mich. Ich musste raus. Am obersten Ende des Spitalgeländes lag eine weitläufige Wiese mit einem betonierten Tisch, umsäumt von einzelnen Bäumen. Ich legte mich darauf, starrte in den Himmel und wartete auf die Fledermäuse und den ersten Stern. Brauchten Angehörige, die sich von ihren Verstorbenen verabschiedeten, keine Fenster?

Ich erinnerte mich an die Patientin aus dem Nebenzimmer. Bereute sie, sich zeitlebens nicht erlaubt zu haben, glücklicher zu sein? Genau so, wie es Bronnie Ware, die australische Krankenschwester, in ihrem Buch über das Sterben beschrieben hatte? Es jagte der alten Frau Angst ein, das Leben zu schwer genommen zu haben.

Nehmen wir uns doch bitte alle kein Blatt mehr vor den Mund! Seien wir offen und ehrlich. Sagen wir, was wir uns denken. Sagen wir, was wir uns wünschen. Leben wir unsere Träume, statt sie in der Phantasie zu belassen. Das hat gar nichts mit Egoismus zu tun. Allenfalls ist das gesunder Egoismus, Selbstliebe. Das ist weit entfernt von jedem egozentrischen Gehabe in der allgemeingültigen Definition.

Die Nebenwirkungen im zweiten Zyklus gestalteten sich ähnlich wie im ersten, doch entgegen den Prognosen von Dr. Breyer weniger intensiv: schuppige, trockene Haut, angeschwollene Beine, Kopfschmerzen, Unwohlsein, rissige Lippen, der Mund staubtrocken, obwohl ich viel trank. Innerhalb von vier Tagen nahm ich fünf Kilo zu. Am letzten Tag verlor ich wieder einen und das Völlegefühl und die Schwellung in den Beinen verschwanden ebenso. Beim schmerzhaften Knoten in der rechten Achselhöhle handelte es sich zum Glück nicht um einen Lymphknoten. »Das könnte ein Talgdrüsen-Abszess sein«, sagte ein Arzt beim Ultraschall.

Die anhaltende Müdigkeit, der Schluckauf und die leichte Übelkeit bremsten meinen Aktionismus. Nach dem Mittagessen lag ich im Bett, meditierte, hörte Musik oder starrte einfach nur an die Decke. Manchmal unterhielt ich mich mit den wechselnden Zimmerkumpanen.

Am vierten Tag erreichte ich einen neuen Tiefststand meines Gefühlskorsetts seit der Krebsdiagnose. Das Pflaster, das den Venenzugang abdeckte, war blutig. Am Vorabend hatte die Vene beim Durchspülen nach der Therapie unangenehm gebrannt.

»Es brennt schon wieder«, sagte ich dem Pfleger, der die Vene zur Vorbereitung der Chemo durchspülte.

»Dann müssen wir die Vene wechseln«, sagte er. »Die Medikamente greifen die Venenwände an und die Gefäße veröden langsam.«

Davon hatte mich im Vorfeld niemand unterrichtet, oder hatte ich es einfach nur vergessen angesichts des *Information Overflow*?

Bisher hatte mir das Stechen nie etwas ausgemacht. Vor meiner Krebserkrankung war ich jahrelang Blutspender. Doch seit jenem Tag hatte ich ein mulmiges Gefühl im Bauch, wenn ich sah, dass sich eine Nadel meinem Arm näherte. Shit, dachte ich, als ich merkte, dass der Pfleger zitterte. Hatte sich meine Nervosität auf ihn übertragen?

Er atmete durch und stach ganz ruhig und souverän. Kein Brennen beim Durchspülen. Trotzdem fühlte es sich anders an. Die neue Vene, natürlich auch wieder am linken Arm, lag näher am Ellenbogen, wo sich weniger Muskelgewebe befindet. Ich spürte die kühle Flüssigkeit länger als sonst in mir strömen, weil sie sich an der neuen Einstichstelle nicht so schnell erwärmte.

Auf meinen Unterarm tropfte etwas Flüssigkeit aus dem Schlauch mit der Chemotherapie, als der Pfleger ihn an den Venenzugang anschließen wollte. Ich hatte im Internet gelesen, dass Zytostatika nur mit Handschuhen verabreicht würden, weil sie so gefährlich sind, doch hier trug niemand welche und ich konzentrierte mich auf die Stelle am Unterarm, um möglichst schnell zu spüren, falls die Haut gereizt würde.

»Da ist ein Tropfen auf dem Arm«, sagte ich.

»Oh, tut mir leid«, sagte der Pfleger und wischte ihn weg. »Machen Sie sich keine Sorgen, es ist nur Kochsalzlösung, womit die Schläuche am Anfang gefüllt sind.«

Ich ärgerte mich, so viel im Internet nachgelesen zu haben.

»Das Verschließen der Venen ist eine bekannte Nebenwirkung der Chemotherapie«, sagte der Stationsarzt bei der Visite. »Normalerweise irreparabel.«

Die Vene war verloren?

»In manchen Fällen verbreitet sie sich wieder, aber wenn

nicht, ist es kein Problem, da sich daneben neue Venen ausbilden, die dicker werden.«

Ich überlegte, ob die Vene noch während der geplanten Chemotherapiezeit wiederverwendet werden könnte und musste im selben Moment wegen meiner Naivität den Kopf schütteln.

»Hirudoid-Gel kann helfen«, sagte der Stationsarzt.

Ich hatte nicht gedacht, dass es so schnell ging: Nach nur vier Wochen Chemotherapie war die erste Vene beleidigt.

Hitze stieg mir ins Gesicht, ich hörte mein Herz laut pochen und mir wurde übel. Das Mittagessen war eine Qual. Ekel kroch mir den Hals empor. Durch das geöffnete Fenster drang heiße statt frische Luft. Ich rief Birgit Hübner an.

»Sehen Sie es so: Die Vene hat sich in einen Selbstschutz-Modus versetzt«, sagte sie. »Das ist gut und wichtig. Besser, als sie bricht und die Chemotherapie-Medikamente dringen in das Gewebe ein.«

Selbstschutz also. In meinen Ohrhörern spielten die *Future Islands*, als ich mit dem Finger am Infusionsschlauch entlangstrich und mir vorstellte, wie die darin enthaltene Flüssigkeit mir die Kraft schwinden ließ.

Setzte ich mich mit der bevorstehenden Selbstständigkeit selbst zu sehr unter Druck? Wozu bereitete ich mir diesen Stress? Warum konzentrierte ich mich nicht auf die Genesung? Wenn ich das Unternehmensgründungsprogramm abbrach, konnte ich es nicht mehr fortsetzen. So waren die Regeln. Aber vielleicht würde sich eine andere Lösung finden lassen?

»Bei dir merkt man halt, dass du viel Energie hast«, sagte Bettina, meine langjährigste Freundin, als sie mich im Spital besuchte.

Damit hatte sie absolut recht. Aber an dieser Energie zehrte nun die Chemotherapie. Ich hatte eine Tendenz, mich mit den eigenen Zielen selbst zu stressen. Dieser Weg war eine Sackgasse für mich geworden.

Mir wurde klar, dass es im aktuellen Zustand keinen Sinn ergab, weiter daran festzuhalten, mich in Kürze selbstständig zu machen. Es war kontraproduktiv, mir selbst Termindruck zu bereiten. Ich wollte nicht in zwei Jahren wieder an Krebs erkranken. Die Genesung musste an die erste Stelle der persönlichen Prioritäten rücken. Das war auf jeden Fall besser für meinen Körper. Ich wollte nicht mit einem lädierten Arm arbeiten müssen. Niemand konnte mir sagen, wie lange sich die Heilung des Arms hinziehen würde.

»Ich mache immer nur einen Schritt nach dem anderen«, sprach ich mir selbst vor. Allein schon dieser eine Schritt kann meine gesamte Perspektive verändern. Mache ich mehrere Schritte auf einmal, falle ich zwangsläufig um. Ein Fuß braucht immer festen Boden.

»Wir kämpfen«, sagte eine ältere Frau, die eine etwa gleichaltrige Mitpatientin im Tagesraum besuchte.

Ich horchte auf. Von den Medien war ich es gewohnt, dass vom Kampf gegen Krebs gesprochen wird, wie gegen einen Kriegsfeind. Doch auch auf der Onkologie?

»Wenn du das hier überstanden hast, schlagen wir ein Loch in die Welt«, sagte sie, »und dann feiern wir in der Disco.«

Die Patientin schwieg.

Ich konnte nicht glauben, was ich hörte. Und wenn sie es nicht überstehen würde? Hätte sie dann zu wenig gekämpft? Wäre sie dann zu schwach gewesen? Für einen Kampf ist Stärke notwendig. Kämpfen ist anstrengend. Bei der Krebsbehandlung ist es wichtig, mit der Energie hauszuhalten und nicht im Kampf zu vergeuden. Gegen wen wird überhaupt gekämpft? Gegen Feinde. Gegen Eindringlinge. Aber gegen eine Erkrankung? Gegen unseren eigenen Körper – gegen uns selbst? Es lag mir fern, gegen meinen Körper zu arbeiten.

Die Behandlung von Krebserkrankungen ist alles andere als eine kriegerische Auseinandersetzung. Vergessen wir bitte endlich diese Kampfmetapher im Umgang mit Krebs. Irgendetwas, vermutlich mehrere verschiedene Parameter, hatten meinen Körper aus dem Gleichgewicht gebracht. Dadurch war

Krebs entstanden. Ich hatte nicht Krebs bekommen und wurde krank, sondern mein Körper war schon krank und dadurch brach die Krebserkrankung aus. Wenn ich den Krebs bekämpfte, wäre die Balance nicht automatisch wiederhergestellt. Jede Therapie zielt darauf ab, das Systemgleichgewicht wieder herzustellen. Nicht die Behandlung, sondern der Körper heilt die Erkrankung.

Kämpfen bedeutet Stress und die Krebstherapie stresst den Körper ohnehin schon. Warum also noch mehr Energie verbrauchen? Wir sollten Stress reduzieren, uns entspannen und in Gelassenheit üben, gut für den Körper sorgen, generell und vor allem während einer Krebsbehandlung. Dem Krebs den Krieg zu erklären ist alles andere als eine sorgsame Körperpflege. Wir bringen ihn damit absichtlich in zusätzliche Gefahr und nehmen das Risiko von weiterem Schaden in Kauf. Inzwischen bin ich mir sicher, dass eine wohlwollende und annehmende Haltung der bessere Umgang mit der Erkrankung ist.

Mir fehlte die Kraft, mich in das Gespräch im Tagesraum einzumischen, daher sagte ich im Geiste zu mir selbst:

Okay, ich sehe dich, Krebs. Ich akzeptiere, dass du da bist. Ich kann dich nicht vertreiben, doch ich bitte dich, dass du wieder gehst. Ich habe keine Verwendung für dich!

Es galt, standhaft statt stark zu sein.

## Identität

Das Piepsen der Infusionspumpe sickerte langsam in mein Bewusstsein. Mein Herz klopfte deutlich spürbar im selben Rhythmus. Ich erwachte, als Schwester Hanna sie ausschaltete.

»Danke«, sagte ich.

»Keine Ursache. Wir sind fertig für heute.«

Sie verschloss den Venenzugang, nahm den Infusionsständer mit den leergesaugten Beuteln und verließ das Zimmer.

Ich war noch lange nicht fertig. In meinem Gehirn wirbelten stets Gedanken über meine Zukunft herum. Nach dem Entschluss, das Unternehmensgründungsprogramm zu beenden, fragte ich mich, wie es nun weiterging. Unter dem Leintuch quietschte die Plastikauflage der Matratze, als ich mich zur Seite drehte und zu schlafen versuchte. Mir fehlte die Perspektive.

Was macht eine Person aus? Was ist ihre Identität? Ist die Identität einer Person etwas fest Definiertes? Wie und wodurch verändert sich die Identität einer Person? Welchen Stellenwert haben schwere Krankheiten und Schicksalsschläge bei solchen Veränderungen? Ich denke, die Identität ist ständiger Veränderung unterworfen. Es ist nur die Frage, wie weitreichend sie sich verändern darf, um vom Umfeld weiterhin angenommen zu werden.

Ich hatte in meinem Leben bereits diverse Identitäten. Das war mir früher nicht bewusst. Sie waren teilweise durch die Rollen definiert, die ich in meinem Umfeld innehatte, andererseits durch das, was meine Tätigkeit war.

Was tut eine Person gerne? Wofür brennt jemand? Was sind die Glaubenssätze einer Person?

Damit meine ich die inneren Überzeugungen. Nicht, was durch das Umfeld in die Person projiziert wird. Nicht die ungeheure Anzahl von Erwartungen und Verpflichtungen. Das, was wir alles *tun müssen*. Oder was wir glauben, tun zu müssen. Oft sind unsere eigenen Ansichten über unsere Rollen und wie wir uns verhalten müssten gar nicht übereinstimmend mit dem, wie andere uns haben wollen, welche Verhaltensweisen andere von uns erwarten. Es kann heilsam sein, das Selbstbild hier mit dem Fremdbild in Einklang zu bringen.

Die meiste Zeit meines Lebens habe ich mich über den Beruf identifiziert. Ich war Nachrichtentechniker, Feinmechaniker, Printplattenbestücker, Programmierer, Softwaretechniker, Produktspezialist, Softwaretrainer, Teamleiter, Projektmanager, Führungskraft, Systemadministrator, Fachhochschul-

Dozent, IT-Manager, Softwarearchitekt, Projektcontroller, Bereichsleiter, Konferenzredner, Unternehmensberater, Requirements Engineer, Workshopleiter und Consulting Manager, Barista, Verkäufer, Shop Manager, Kaffee-Trainer und Unternehmensgründer in spe. Bei dieser Bandbreite wunderte ich mich sogar selbst ein bisschen.

Was machte mich nun aus, wenn ich mich nicht mehr über die Arbeit definierte? Ich war krank. Krebskrank.

Ich war ein Krebskranker.

Ich war um eine neue Identität meines Lebens reicher geworden. Und nicht nur das. Ich war nun auch offiziell behindert.

An Krebs erkrankte Menschen haben in Österreich Anspruch auf einen Behindertenpass. Da die Behinderung in meinem Fall nur innerlich war, also abgesehen von der temporären Einschränkung der Schulter, genoss ich lediglich die steuerlichen Vorteile. Behindertenparkausweis, Rückvergütung von Taxirechnungen, Ermäßigung bei der Bahn und Befreiung von der Motorsteuer konnte ich also nicht geltend machen. Aber die Bevorteilung bei der Berechnung der Einkommensteuer genügte, denn ich hatte mit den vielen Medikamenten, Rezeptgebühren und Besonderheiten bei der Ernährung jede Menge zusätzlicher Ausgaben.

Vor meiner Erkrankung war ich Sportler. Kletterer und Rennradfahrer. Auch das war ich nun nicht mehr. Ich war guter Dinge, dass ich meine Sportarten nach der Genesung wieder ausüben könnte.

»Bis Weihnachten ziehst du wieder einen Siebener durch«, sagte Mario, ein Freund von mir.

Ich fühlte, dass ich in jenem Jahr noch nicht wieder klettern können würde. Die Mobilisation des Arms ging zwar gut voran, aber vor dem nächsten Jahr würde mich sicherlich keine Kletterwand wiedersehen. Ich stellte mich jedenfalls darauf ein und ließ mich gerne vom Gegenteil überraschen, jedoch war ich mir sicher, in einer nicht allzu fernen Zukunft wieder Sport treiben zu können.

Entsprechend meines Neujahrsvorsatzes, das Loslassen zu praktizieren, ließ ich nun die bisherigen Identitäten so weit los, wie es mir bewusst möglich war. Wenn mir die Krebserkrankung irgendetwas sagen wollte, dann war ich mir sicher, nun diese Lektion gelernt zu haben.

## Zufall

Gespräch mit einer Freundin.

»Du bist selbst schuld, dass du Krebs hast«, sagte sie.

Ich hielt den Atem an.

Die Worte galten nicht mir, sondern ihre Familie hatte sie als junge Erwachsene damit gescholten. Dabei war sie damals Profisportlerin und lebte gesund.

Brauchen wir immer eine Schuldzuweisung?

»Sie standen um mein Krankenbett und stellten mich als Täterin hin«, erzählte sie. »Niemand unterstützte mich – ich war allein mit dem Krebs.«

Eine Krebserkrankung ist keine Tat, die willentlich begangen wird. Krebsentstehung hat mit Zufall zu tun, nennen wir es der Einfachheit halber: Pech.

Natürlich, bei manchen Krebsarten gibt es Risikofaktoren, wie zum Beispiel das Rauchen. Aber nicht alle kettenrauchenden Menschen bekommen Lungenkrebs. Kausalität ist nicht so simpel herstellbar.

Es ist auch schon lange widerlegt, dass das Konzept der »Krebspersönlichkeit« einen realen Hintergrund hat. Die Wissenschaft ist sich einig, dass Menschen mit bestimmten Persönlichkeitszügen, wie bisher und immer noch kolportiert, eben kein höheres Krebsrisiko haben. Solche Mythen wirken niederschmetternd auf Krebsbetroffene.

»Du hast dich falsch ernährt«, sagte die Familie der an Krebs erkrankten Freundin damals.

Und wenn dem so war, tat sie es sicher nicht wissentlich. Jeder menschliche Körper ist ein individueller Organismus. Es ist nicht nachvollziehbar, welche Handlung oder Unterlassung zu einer Krebserkrankung führt.

Krebs passiert. Akzeptieren wir das.

Das Internet ist voller Erfolg versprechender Hinweise, um sich vor Krebs zu schützen oder von Krebs zu heilen. Genauso die Regale in Buchhandlungen. Jeder Guru hat seine eigene Methode. Was sie ignorieren: Es handelt sich um Halbwahrheiten.

Ich glaube, dass wir *den Krebs* noch nicht ausreichend verstehen. Damit meine ich den Mangel an sicheren Ansätzen für die Heilung der unzähligen verschiedenen, unterschiedlich starken, aggressiven oder milden Formen von Krebserkrankungen. Da fehlt uns, glaube ich, noch sehr viel. Krebs ist ein extrem komplexes Gebiet und wird es sicher noch einige Zeit bleiben.

Etwaige Krebsheilungen, wenn sie mit der Anwendung besonderer Ernährungskonzepte oder alternativmedizinischer Behandlungsmethoden korrelieren, und – das ist wichtig – bei denen keine schulmedizinische Therapie durchgeführt wurde, sind nichts anderes als Spontanheilung, also Zufall. Sich mit der Ernährung oder Handauflegen von Krebs heilen? Das wäre wundervoll. Heilung ist aber nicht simpel.

Wir wissen heute zwar, wie Krebs im Detail entsteht, was genau passiert, damit Krebs überhaupt im menschlichen Körper ausbricht und was dazu an Prozessen im Körper schieflaufen muss. Aber warum die Erkrankung bei der einen Person ausbricht und bei der anderen nicht, dazu fehlt uns noch die Einsicht.

Selbst wenn ich die Schuld bei mir suchte und etwas fand, warum ich Krebs bekam, wäre ich nicht vom einen auf den anderen Moment geheilt. Für mich war wichtiger, im Tumult der Krebserkrankung und Krebsbehandlung eine positive Einstellung zu entwickeln und meine Selbstheilungskräfte durch wohltuende Erlebnisse und Begegnungen zu unterstützen.

Klar fiel es mir schwer, optimistisch zu denken. Aber Zuversicht war alles andere als Zufall.

»Die Schulterorthese können Sie nun weglassen«, sagte Dr. Machacek beim Kontrollbesuch in Gersthof.

Drei Wochen Strahlentherapie im Juni. Sechs Wochen Chemotherapie seitdem. Macht neun Wochen Krebsbehandlung des Knochentumors im rechten Oberarm. Sieben Wochen komplette Ruhigstellung des Arms in einer Schulterorthese seit der Punktion meines Knochens Anfang Mai. Danach fünf Wochen passive Mobilisation mittels Ergotherapie. Während jener Zeit trug ich den Arm aber immer in der Schlaufe, was summa summarum zwölf Wochen Mangelbewegung ergab. Das reichte aus, um eine Inaktivitätsosteoporose zu entwickeln! Weil ich den Arm zu wenig bewegt hatte, baute sich der Knochen bereits ab. Erst bestand Frakturgefahr wegen des Knochentumors, jetzt wegen der Osteoporose.

Die wöchentliche Ergotherapie und die täglichen Übungen zeigten dennoch deutlich Wirkung. Schmerzen hatte ich schon lange keine mehr. Lediglich Muskelschmerz während des Trainings und manchmal danach, aber das kannte ich vom Klettern. Bizeps, Deltoideus, Brust- und Rückenmuskulatur hatten seit Jänner abgebaut, da durften die einzelnen Muskelstränge jetzt wehtun, damit sie die Bewegung wieder lernten.

## Dritter Zyklus

Ich wartete im Eingangsbereich der onkologischen Station auf die Aufnahme, als Dr. Breyer mir entgegenkam.

»Herr Greiner, wie geht's?«

»Gut, danke, und Ihnen?«

»Oh, das ist nett.« Sie strahlte mich an. »Mir geht es auch gut.«

Anscheinend geschah es nicht oft, dass sie von Patientinnen oder Patienten nach ihrem eigenen Befinden gefragt wurde. Sie war und ist der gute Geist der Station. Wenn sie Dienst hatte, lief alles wie am Schnürchen.

Zum Beginn des dritten Zyklus nahm der Primar der Onkologie auch an der Visite teil. Ein sehr freundlicher und in sich ruhender Mann. Wir diskutierten die Behandlungsdauer.

»Bei Ihnen sind eigentlich vier Zyklen geplant«, sagte er. »Aber nach den aktuellen Befunden sieht es bereits sehr gut aus.«

Ich hatte bis auf jene in der Schulter keine weiteren Metastasen im Körper, vertrug die Behandlung relativ gut und meine Tumormarker im Blut waren seit dem ersten Zyklus wieder unter dem Limit.

»Also reicht es, wenn wir nur drei Zyklen machen«, sagte der Primar.

Ich war überglücklich. Somit befand ich mich im letzten Chemozyklus. Das Ende war in greifbarer Nähe.

Von meinem Zimmer aus hörte ich unfreiwilligerweise ein Gespräch mit.

»Kann die Pathologie die Leichen nicht schneller abholen?«, fragte eine Stationshilfe eine Schwester. »Sie beginnen schon zu stinken, weil es so heiß ist.«

Ein Stich fuhr mir durch den Bauch, während sich der Gedanke an den Geruch in meiner Nase festsetzte. Ich kroch aus dem Bett und öffnete das Fenster. Frischluft.

Dass auf der Onkologie gestorben wurde, war mir spätestens seit der offenen Tür des Abschiedsraums bewusst. Ich hatte ahnen können, dass tote Patientinnen und Patienten für das Pflegepersonal Alltag waren.

Die Selbstverständlichkeit im Ton dieser Frage schockierte mich dennoch. Das Sterben war allgegenwärtig. Ich war mir nicht sicher, ob es die Nähe der Verstorbenen oder die Hitze war, dass ich an jenem Nachmittag extrem müde war und wieder mein Herz klopfen spürte.

Zum Glück war ich allein im Zimmer und konnte in aller

Ruhe dem Tropfen der Flüssigkeit aus dem Beutel zusehen und hin und wieder schlafen. Im Liegen war mir nicht so heiß wie im Sitzen.

Das Abendessen blieb mir an jenem Tag im Hals stecken. Die Appetitlosigkeit drückte auf die Lunge, das Völlegefühl suhlte sich im Magen.

Es gab nichts schönzureden, die Chemotherapie war eine immense Belastung für meinen Körper. Ich war unendlich müde. Geschafft von der Therapie und den Medikamenten. Die Hitze erledigte den Rest. Der Tischventilator aus weißem Plastik brachte die einzige Bewegung in die chemogesättigte Luft im Zimmer.

Für große Spaziergänge fehlte mir in der dritten Intensivwoche die Kraft. Ich verließ die Station nur für knapp hundert Meter Weg, weil die Lufttemperatur den Kreislauf so sehr schwächte.

Der sechzigjährige Zimmerkollege, ein hagerer Mann mit Speiseröhrenkrebs, überschwemmte mich mit Geschichten. In den ersten Tagen verstanden wir uns gut, doch nach zunehmender Vertrautheit kam eine klassisch österreichische Art des Jammerns und Schlechtredens auf und durchdrang alles, was er sagte. Egal, welches Thema wir anschnitten, er fand an allem etwas, das ihn aufregte und über das er sich beschwerte.

Anfangs versuchte ich, ihn subtil zu animieren, das Gute in den Dingen zu sehen. Doch mit dem ständigen Alarmgepiepse der Infusionspumpen auf der Station und dem Medikamentenschlauch im Arm verkürzte sich mein Geduldsfaden zusehends. Ich entschuldigte mich in den Schlaf.

Die Beine schmerzten und schwollen durch das Kortison an. Auch im Gesicht merkte ich die Wirkung des Medikaments: Es glühte. Ich vergaß mitzuzählen, wie oft ich den Kopf unter den fließenden Wasserhahn hielt, die Mischarmatur ganz nach rechts gedreht.

Abends traf ich das Pflegepersonal auf der Terrasse beim Tratsch. Sie hatten Jolly-Eislutscher dabei.

»Willst du auch einen haben?«, fragte Schwester Hanna.

Das Sie war mittlerweile abgelegt.

»Der war für einen Kollegen, aber er ist gerade bei einer Patientin und wie es scheint, dürfte das länger dauern«, sagte sie.

Ich hörte Marie in meinen Gedanken rufen: »Vermeide Zucker und Kaltes«, aber unter diesen Umständen wollte ich nicht widerstehen. Wie zuletzt in der Kindheit knabberte ich den Schokoladenüberzug von der Spitze, schlürfte das Geschmolzene vom Stiel, das auf die Finger floss und spürte die Kühle, wie sie sich in der Speiseröhre und im Magen ausbreitete.

»Hast du schon einen Antrag für die Reha eingereicht?«, fragte eine Freundin, als sie mich im Spital besuchte.

Die Rehabilitation dient der psychosozialen und beruflichen Wiedereingliederung nach einer Erkrankung und ist einem Kuraufenthalt ähnlich – mit dem Unterschied, dass eine Kur dem Gesundheitserhalt dient.

»Darum kümmert sich bei uns die Entlassungsmanagerin«, sagte Schwester Hanna auf meine Nachfrage. »Ich werde ihr Bescheid geben, dass du mit ihr sprechen möchtest.«

Im Umkreis von Wien gab es zwei onkologische Rehabilitationszentren, doch ich wollte lieber richtig raus aufs Land. Süden oder Westen. Ich recherchierte über die entsprechenden Zentren im Internet und telefonierte mit ihnen.

»Die Bearbeitung des Antrags dauert meiner Erfahrung nach zwei bis drei Wochen«, sagte die Entlassungsmanagerin, als sie mir beim Ausfüllen des Formulars half.

Ich entschied mich für Salzburg, St. Veit im Pongau: Dieses Therapiezentrum schien vergleichsweise klein, war vor wenigen Jahren gebaut worden und lag inmitten einer wunderschönen Berggegend. Betten waren frei, ich könnte also theoretisch gleich nach Abschluss der Therapie losstarten.

Der wiederkehrende Schluckauf raubte mir die letzten Nerven. Er war zwar schwächer als im ersten Zyklus, dafür aber länger anhaltend. Sobald ich mich in der Früh im Bett aufsetzte, schlug das Zwerchfell Purzelbäume. Um mich nicht darüber zu ärgern, ignorierte ich ihn mit der Zeit. Teilweise verfolgte er mich noch in der Woche nach dem Spitalaufenthalt.

Auch der Magen rebellierte. Mehrere Male stieg die Säure die Speiseröhre empor. Die Basis-Körperfunktionen veränderten sich. Sie reagierten nachhaltig auf die Behandlung. Ihr Gleichgewicht wankte. Meine Mitte war bereits davor gestört, urteilten meine TCMler Marie und Dr. Schirmer anhand der Zungen- und Pulsdiagnostik, jetzt spürte ich es am eigenen Leib.

Gegen die Übelkeit kaute ich frischen Ingwer. Appetitlosigkeit, Blähbauch, Verstopfung schlossen sich dem Reigen der unerwünschten Wirkungen der Chemotherapie an. Die Sammlung unterschiedlicher Präparate zur Selbstmedikation wuchs weiter.

»Du Junkie!«, sagte Stephan.

Auf eine gewisse Art musste ich ihm recht geben, denn in der dritten Intensivwoche nahm ich das erste Mal ein Psychopharmakon. In der extrem niedrigen Dosierung von drei Tropfen sollten sie gegen Schluckauf wirken. Ich merkte nichts davon.

»Zum Fliegen brauchst du zehn Tropfen«, sagte Schwester Hanna, als ich sie darauf ansprach.

Hausmittel waren mir lieber. Ich entschied mich fürs Luftanhalten.

Der Speichelfluss verstärkte sich. Am Wochenende nach der Intensivwoche kam es mir vor, als ergoss sich ein Wasserfall aus meinem Mund. Dazu gesellten sich erst Schluckschmerzen, später eine ausgewachsene Schluckblockade. Frosch im Hals war kein Vergleich. Es fühlte sich eher wie ein Knödel an. Erdäpfel- oder Semmelknödel. Ich imaginierte geröstete Knödel, mit Ei in der Pfanne gebraten, reichlich Petersilie drüber und grüner Salat mit leicht süßem Wiener Dressing dazu. Wie im Kaffeehaus.

Ich gurgelte mit Salbeitee und als das nichts half, trank ich ihn – entgegen Maries Empfehlung. Die Rechnung präsentierte mir der Körper ohne Zeitverzug: saures Aufstoßen.

»Salbei trocknet, löst dadurch Hitze im Magen aus, was wiederum Sodbrennen verursacht«, schrieb mir Marie.

Der Rachenspray aus der Apotheke schaffte Linderung, aber immer nur für eine kurze Zeitspanne.

»Es könnte ein Mundpilz sein«, sagte eine Stationsärztin und hob die Augenbrauen.

War sie sich nicht sicher? Ich erhielt die nächste Schachtel Medikamente.

Meine Zähne veränderten sich.

Es sah aus, als wuchs gelber Plüsch auf dem Zahnschmelz. Die Chemotherapie wirkte also auch auf das Zahnmaterial? Wieder etwas, das mir vorher niemand erzählt hatte. Im Grunde genommen war es egal. Ich konnte es nicht ändern. Es war, wie es war. Unterm Strich betrachtet war das vernachlässigbar. Ich vereinbarte einen Zahnarzttermin.

Rückenschmerzen, Bauchzwicken, ausgewachsene Bauchkrämpfe. Der Magen rebellierte eben. Noch eine Medikamentenschachtel. Trotz Hitzewelle schlief ich mit Wärmflasche.

Gegen das Fieber erhielt ich vorbeugend Paracetamol zum Bleomycin. Die Reaktion meines Körpers auf das Zytostatikum begrenzten wir damit auf erhöhte Temperatur. Ich lag nach der Vormittagschemo daheim im Bett, starrte zur Decke und dämmerte dahin. Als ich aufwachte, kannte ich mich gar nicht aus. Wie spät war es? War es noch heute oder schon morgen?

Ich war allein zuhause. Iris und Stephan schliefen bei ihren Partnern. Das erste Mal seit einem gefühlten Jahrtausend gammelte ich vor dem Fernseher herum, weil mir zu allem anderen die Kraft fehlte.

*Fatigue* wird das genannt, die Müdigkeit während der Chemotherapie. Ich fühlte mich matt, als trüge ich Kleidung aus Metall, wachte spät am Morgen auf, obwohl ich früh zu Bett ging und brauchte untertags viel Schlaf, auch wenn ich den ganzen Tag nichts tat.

Die Fingerspitzen änderten im Minutentakt den Zustand von kribbelnd zu taub. Da die Nägel schmerzten, wenn ich an die Nagelränder stieß, schnitt ich sie mir so kurz wie möglich.

»Diese neuropathischen Schäden, respektive polyneuropathischen Sensibilitätsstörungen sind eine Nebenwirkung der Chemotherapie«, erklärte Dr. Breyer. »Bestimmte Zytostatika zerstören nur bestimmte Nerventypen. Nerven treten aber in Bündeln auf. In den betroffenen Körperregionen können also Nerven dabei sein, die weiterhin funktionieren. Da diese Nerven manchmal die Arbeit der zerstörten Nerven übernehmen, tritt der paradoxe Effekt ein, dass einerseits taube Gefühle, andererseits Kribbeln und Brennen bis hin zu Schmerzen auftritt.«

»Und das bleibt mir jetzt?«, fragte ich.

»Nerven regenerieren langsam und schlecht. Aber ich gehe davon aus, dass sie sich bei Ihnen wieder zurückbilden.«

Die Zahnprobleme waren in Wahrheit nur ein Mundpilz. Zum Glück. Den konnte ich mit der Einnahme von drei Schachteln Tabletten behandeln. Die Schluckbeschwerden verschwanden und die Zähne sahen wieder normal aus. Die Stationsärztin hatte also doch richtig diagnostiziert. Die Kontrolluntersuchung bei meiner Zahnärztin ergab, dass alles in Ordnung war.

In der U-Bahn schnürte mir die Hitze trotz Klimaanlage die Brust zu. Nicht die heiße Luft war schuld, ich brannte innerlich.

Es regnete. Endlich Abkühlung. Ich freute mich, öffnete die Fenster und zitterte im selben Moment. Mir floss die Kälte durch den Körper.

Das kannte ich gar nicht von früher. Vom einen auf den anderen Moment war mir erst kalt und dann wieder heiß. Der Tumor und die Behandlung hatten den Körper vollkommen aus dem Gleichgewicht geworfen.

»Ich muss so schnell wie möglich mit der Chemo fertig sein«, sagte ein kahlköpfiger Patient ungefähr meines Alters, den ich bei der letzten Vormittagschemo im Tagesraum traf.

Hatte ich ein Spiegelbild vor Augen? Dieser Satz hätte von mir stammen können.

»Warum?«, fragte ich.

»Damit ich wieder voll arbeiten kann.«

Ich riss mich zusammen, nicht aufzulachen.

Er erzählte, dass sein Hausarzt ihn schon oft ermahnt hatte, daheim zu bleiben, wenn er krank war. Doch nach wenigen Tagen des Krankenstands war er wieder an seinem Arbeitsplatz erschienen.

»Ich kann nicht so lange wegbleiben«, sagte er.

Glauben wir im Ernst, unersetzlich zu sein, dass ohne uns gar nichts läuft? Und was ist, wenn wir vom einen Tag auf den anderen schwer erkranken oder sterben? Dann müssen unsere Mitmenschen genauso ohne uns auskommen. Und wir, sofern das Bewusstsein nach dem Tod weiterbesteht, halten uns selbst vor, dass wir nicht besser auf uns achtgegeben haben. Die kapitalistische Welt verlangt, möglichst viel Arbeitsleistung zu erbringen. Hat das mit Kleinhalten und Kontrollieren zu tun? Uns wird Pflichtbewusstsein eingeredet. Das ist nichts anderes als Suggestion von Schuld. Wollen wir Marionetten sein? Was ist mit unseren inneren Wünschen? Wollten wir als Kinder fremdgesteuerte Arbeitstiere werden?

»Hätte uns jemand damals gefragt, ob wir Lust haben, dass wir eines Tages 40 Stunden die Woche, und zwar an 5 von 7 Tagen, für jemand anderen arbeiten müssen, hätten wir diese Pflicht in Frage gestellt«, schreibt der Trend- und Zukunftsforscher Ali Mahlodji.

Warum wir es dennoch tun, ist mir inzwischen schleierhaft.

Ich hatte selbst ein halbes Leben lang weit mehr als 40 Wochenstunden in der Unternehmensberatung gearbeitet, und es fiel mir nicht auf, dass es mir nicht guttat.

»Wir werden mit einem unglaublichen Potenzial und frei von Wertungen geboren«, erklärt Mahlodji, »und schränken diesen Möglichkeitsspielraum ein, indem wir uns ans System anpassen.«

Warum achten wir mehr auf die Systemerhaltung als auf uns selbst? Haben wir den Zugang zu uns selbst verloren?

Klaus Ratheiser schreibt dazu in der »Parabel vom Turmbau zu Babel«, als Reflexion auf einen Museumsbesuch, in dem er das gleichnamige Gemälde von Pieter Bruegel dem Älteren betrachtete:

»Der Turm formt die Menschen, die in und auf ihm sind, die ihm zu nahe kommen. Sie können ihm nicht mehr entrinnen. Selbst haben sie ihn geschaffen. Jetzt werden die Schöpfer vom Turm geformt. Sie sind ihm untertan. Arbeiten vor sich hin und für sich selbst. Geben nichts her. Hinterfragen nichts. Scheren sich nicht um die Menschen um sie herum. Dem Spiel des Größer und des Mehr huldigen sie. Dafür haben sie ihre Seelen verkauft. Sprachlosigkeit und Sprachverwirrung grassieren weithin. Innehalten ist unbekannt. Nur das Spiel des Mehr existiert noch für sie.«

Was ist schiefgelaufen, dass wir uns derart von uns selbst entfernen? Nicht mehr innehalten und reflektieren können? Oder keine Zeit mehr dafür haben. Wir sind dauerzappelig und ergeben uns blind der Rundumdistraktion. Geschlafen muss auch noch werden und fürs Kranksein ist sowieso keine Zeit.

Die Krebserkrankung schenkte mir diese Zeit. Ich war froh, das Unternehmensgründungsprogramm beendet zu haben und mich auf die Heilung vom Krebs und die Genesung des Arms zu konzentrieren. Wer weiß, vielleicht wäre es gar nicht so weit gekommen, wenn ich schon früher von meinem Vollgastrip runtergekommen wäre? Ich nahm mir als Unternehmensberater nie Auszeiten. Ruhezeiten sind essenziell zum

Runterkommen. Die paar verlängerten Wochenenden reichten wohl nicht. Ein richtiger Abstand ist erst mit zwei, drei Wochen zu erreichen.

Der Krebs drängte mich zum Innehalten. Jetzt hieß es Abwarten. Der Tumor hatte meinen Knochen zerstört und ich musste ihm, also dem Knochen, genügend Zeit geben, damit er sich wieder erholen und selbst reparieren konnte.

Drei Zyklen Chemotherapie überstanden. Insgesamt neun Wochen. Inklusive aller Nebenwirkungen.

Ich konnte mir nicht vorstellen, wie jemand ein halbes Jahr Chemo oder länger durchstehen konnte. Über diese Zeitspanne musste die Dosis wohl geringer sein. Genaueres wusste ich nicht – wollte ich auch gar nicht wissen. Ich wusste schon viel zu viel über Krebs, das ich vorher gar nicht wissen wollte.

Unfreiwillig war ich zum Experten meiner Erkrankung geworden. Ich wollte möglichst genau wissen, was los war in meinem Körper und wie er reagierte.

Als kleines Kind hatte ich den Berufswunsch, Arzt zu werden. Auf einem Foto in meinem Kinderalbum liegt mein Onkel am Fauteuil und streckt alle Gliedmaßen von sich. Ich, in einen blitzweißen Arztkittel aus Plastik gekleidet, um den Hals ein Spielzeugstethoskop, setze eine Spritze an seinen Unterarm. Zu meinen Füßen liegt ein geöffneter roter Arztkoffer mit allerlei buntem Inhalt, im Hintergrund glänzt ein Weihnachtsbaum. Später erfuhr ich, dass ein Medizinstudium sehr lange dauern würde und entschied, lieber auf eine technische Schule mit Berufsausbildung zu wechseln.

Ich war kein Arzt geworden, aber nun konnte ich Befunde lesen und mit meinen Ärztinnen und Ärzten die Behandlung diskutieren. Ich bin froh, dass ich die ganzen Untersuchungen halbwegs begriff und verstand. Menschen, die sich nicht damit auseinandersetzen wollen oder denen der Zugang fehlt, sind dem medizinischen und pflegerischen Personal sowie dem teilweise chaotischen Spitalbetrieb wahrscheinlich hilflos ausgeliefert. Ich glaube, dass dadurch viel Potenzial verschenkt und andererseits Freiraum für Komplikationen eröffnet wird. Sie vertrauen blind. Das ist gefährlich. Denn die beste Ärztin oder der beste Arzt können die eigene Krankheitsgeschichte und den eigenen Körper nie so gut kennen wie die Patientin oder der Patient selbst. Für einen selbstwirksamen Umgang mit der Erkrankung und meinem Körper war es unverzichtbar, dass ich nicht alles unhinterfragt hinnahm und mich in speziellen Fragen schlauzumachen versuchte.

»Falls ein Arzt oder Spital eine bestimmte Behandlung nicht macht, dann kann dies sein, weil die Behandlung nicht bekannt ist, das Spital nicht dafür eingerichtet ist, oder es niemanden gibt, der die Behandlung durchführen kann«, sagte ein Arzt bei einem Vortrag der Krebshilfe. »In solchen Fällen ist Herumfragen und Recherchieren angesagt, welcher Arzt oder welches Spital die gewünschte Behandlung durchführen kann.« Ähnlich, wie ich mir das Team aus Ärztinnen und Ärzten aufgrund von Empfehlungen aus dem Freundeskreis zusammenstellte.

Was mir im Zuge meiner Patientenkarriere außerdem auffiel: Es fehlt an der proaktiven Information für Hilfe. Medizinisches und pflegerisches Personal kann dies zeitlich oft nicht leisten. Betroffene sind darauf angewiesen, sich selbst zu helfen. Scham oder Gutgläubigkeit sind fehl am Platz. So wurde ich zum Beispiel vom medizinischen Apparat nie auf die Unterstützungsangebote der Krebshilfe hingewiesen. Ich habe mich selbst informiert. Zuerst im Internet und dann bei den Fachleuten. Eine Internetrecherche ist kein Ersatz für eine Beratung bei Expertinnen und Experten.

Noch etwas Wichtiges sagte der Arzt bei dem Krebshilfe-Vortrag: »Es ist innerhalb der Europäischen Union möglich, in jedes Land der Europäischen Union für eine Behandlung zu fahren. Die eigene Krankenkasse übernimmt die Kosten für die Behandlung, mit einem entsprechenden Tarif, wie viel sie im eigenen Land kosten würde.«

Ich war schon in Behandlung, aber wenn eine weitere Therapie nötig werden würde, war ich sicher, mindestens genauso lang wie nach der Knochentumordiagnose zu recherchieren, um die optimale Lösung zu finden.

»Ihr verbringt also den Urlaub in Kroatien?«, fragte ich Babsi.

»Ja, die ganze Familie«, antwortete sie. »Willst du mitkommen?«

Ferien. Ans Meer, Seele baumeln lassen, Sonne tanken. Zum Aufbessern meines Vitamin-D-Niveaus, das leider zu niedrig war. Vitamin D ist wesentlich für die Knochenregeneration. Entspannungsurlaub in Istrien? Mit der Familie? So wie damals? Ein bisschen die Kindheit nachnähren?

Ich hatte zwar noch weitere Arzttermine, aber in der darauffolgenden Woche war mein Kalender leer.

»Natürlich können Sie auf Urlaub fahren«, antwortete Dr. Breyer auf meine Nachfrage. »Aber passen Sie bitte unbedingt wegen der Sonne auf.«

Sie druckte mir eine sogenannte Befürwortung eines Auslandsaufenthalts aus, die ich dem Chefarzt bei der Krankenkasse vorlegte.

»Sie müssen das Formular von einer offiziellen Stelle bestätigen lassen«, sagte er und unterschrieb die Freigabe.

»Wir werden auf einem Campingplatz sein.«

»Dann gehen Sie halt zur Polizei.«

Ich hatte keine Ahnung, wie ich den kroatischen Behörden verklickern sollte, dass ich auf einem Zettel für die Krankenkasse einen Stempel brauchte, aber das war mir vorerst egal. Die Chemotherapie war vorbei und ich fuhr in den Süden. Was gab es Besseres?

# Das Leben
# verändert sich

*Möge ich sicher sein.*
*Möge ich in Frieden sein*
*Möge ich gesund sein.*
*Möge ich mit Leichtigkeit leben.*

### Familienurlaub

Salz auf der Haut. Eine gefühlte Ewigkeit war es her, dass ich es zuletzt spürte. Ungeheuerlich, was dazwischen passiert war. Rückblende.

Roadtrip an die Nordsee. Erste Schmerzen auf dem Weg nach Ostfriesland. Ich nahm sie nicht ernst, ahnte nicht, ein halbes Jahr später eine Krebsdiagnose zu erhalten. War das überhaupt schon der Tumor? Vielleicht hatte ich wirklich nur eine Arbeitsüberlastung? Ist auch egal. Es kam, wie es kam: Kündigung, Schmerzen. Vatersuche, Unternehmensgründungsprogramm, Seminare, Schmerzen. Arzttermine, Untersuchungen, Schmerzen. Krebsdiagnose, Zweitmeinungen, Schmerzen. Biopsie, Schmerzen. Bestrahlung, Ernährungsumstellung, Chemotherapie.

Wie viel Zeit passt in ein Jahr? Mir schien, als war es mehrere Jahre her, dass ich zuletzt am Meer war.

Zuerst hatte ich Bedenken: der erste Familienurlaub seit über zwanzig Jahren. Kurzentschlossen hing ich mich dennoch an. Der Zeitpunkt hätte nicht besser sein können für einen Tapetenwechsel mit Natur, Sonne und Meer.

Der Sitzplatz im hinteren Bereich des Wohnmobils schaukelte wild hin und her. Ich versuchte zu lesen, doch die Zeilen verrutschten in jeder Kurve. Mein Stiefvater wollte wohl rasch ans Meer. Mama am Beifahrersitz sagte nichts mehr. Katharina fuhr uns in ihrem Auto mit ihren beiden Söhnen und Babsi nach.

Obwohl ich im Vorfeld wusste, dass wir einen FKK-Campingplatz ansteuerten, hatte ich bis zur Ankunft ausgeblendet, dass dort alle Menschen nackt herumliefen: Nackte auf den Gehwegen, Nackte beim Zeltaufbau, Nackte in den unmöglichsten Posen, Nackte am Strand, Nackte am Morgen, Nackte den ganzen Tag bis hinein in die tiefste Nacht. Die Nackten dürften kein Kältegefühl haben.

Ich ließ zwar selbst gern die Hüllen fallen, doch seit der Chemotherapie hatte ich eine ausgeprägte Kälteempfindlichkeit entwickelt. Abends, wenn andere noch wie Gott sie schuf durch die Gegend liefen, hatte ich Pullover, lange Hose und Socken an. Hätte ich eine Haube mitgehabt, ich hätte sie aufgesetzt. Das fiel mir schon in Wien auf. Ich brauchte Jacke und lange Hose, wenn andere T-Shirt und Bermudas trugen. Aber mir war egal, was andere von mir dachten, wenn sie mich in diesem Aufzug auf der Straße oder hier am Campingplatz sahen.

Untertags brütete die Hitze derart, dass ich das schattige Vordach des Wohnmobils oft nur für den Gang zur Toilette verließ. War ich allein dort, las ich, schrieb, oder beobachtete das Sonnenlicht durch das filigrane Nadelgewirr der Kiefern blinzeln. Abseits der Zeiten, in denen ich Ruhe hatte, also wenn alle anderen im Meer schwammen, verwandelte sich unser Stellplatz in zirkusähnliches Halligalli: ein heiteres Durcheinandergewusel, das sämtliche Sorgen vergessen ließ. Wir kochten und aßen, ich spielte mit den Neffen oder plauderte mit Mama und den Schwestern. Und wir witzelten – wie schon lange nicht mehr.

»Es gibt Schlimmeres als eine Glatze«, sagte Katharina, als ich meinen Panamahut abnahm und den Kopf mit Sonnenschutz eincremte.

»Ja, zum Beispiel Krebs«, ergänzte ich und war froh, dass alle mit mir lachten.

Die Muskulatur des Arms hatte sich durch die Ergotherapie wieder ein bisschen aufgebaut, aber er war immer noch bewegungseingeschränkt. Es war mir zu gefährlich, damit zu schwimmen. Also ruderte ich im halstiefen Wasser gegen die Wellen an. Ich spürte das Wasser an meinem Körper vorbeiströmen und wie die Richtung der Haare mir die Strömungsrichtung verriet. Mit geschlossenen Augen malte ich mir aus, wie ich durchs Meer schwamm.

Rasch stellten sich stets gleich strukturierte Tagesabläufe ein, die nur noch durch die steigende Anspannung der Familienmitglieder voneinander unterscheidbar waren. Am zweiten Tag rechnete ich angesichts der Nörgelei meines Stiefvaters hoch, wann ich einen Lagerkoller bekäme. Am Markt kaufte ich Burek fürs Mittagessen, doch weil mein Stiefvater keinen Hunger hatte, gab es am Campingtisch Zoff. Es war wie in meiner Kindheit: Er nötigte allen seinen Willen und seine Ansichten auf.

»Lesen!«, rief er in die Stille der Nachmittagsruhe und blickte kurz darauf meinen neunjährigen Neffen an. »Schau, die Oma liest nicht.«

Mama schlief auf einer Luftmatratze in der Sonne, ein Buch über ihrem Gesicht ausgebreitet.

»Muss sie ja nicht«, sagte mein Neffe.

»Aber sie hat das Buch aufgeschlagen.«

Mitte der Woche überlegte Katharina, früher als geplant abzureisen, weil die Stimmung sie nervte und ihr jüngerer Sohn, zwei Jahre alt, unablässig aus ihrem Augenwinkel verschwand, wie dies eben zur Lieblingsbeschäftigung kleiner Kinder gehört.

»Es ist so anstrengend hier und daheim, in der Wohnung, könnte er nicht ständig weglaufen«, sagte sie.

»Wegen mir musst du nicht hierbleiben«, sagte ich. »Ich fahre jederzeit mit dir mit.«

Keinesfalls wollte ich ohne sie und meine Neffen bleiben.

Im Laufe der Woche nahmen die Flecken unter meinen Fingernägeln zu und die Nägel der linken Hand verfärbten sich gelb.

»Ist das ein Nagelpilz?«, fragte Babsi.

»Nein, das ist von der Chemo«, antwortete ich.

An meinem letzten Chemotag hatte ich Dr. Breyer ebenfalls danach gefragt.

»Manche Menschen bekommen schwarze Fingernägel«, hatte sie gesagt, »und einigen fallen sie sogar aus.«

Die Zehennägel verdickten sich und der Nagel am rechten großen Zeh war dreieckig dunkelblau unterlaufen. Es sah aus, als wäre mir ein harter Gegenstand darauf gefallen. Auch auf den Handflächen bildeten sich dunkle Stellen, die wie Altersflecken aussahen.

Wir reisten nicht früher ab und am letzten Abend starrte mein Stiefvater, ein Glas Rotwein in der Hand, in die Dämmerung des Campingplatzes. Mama tippte am Handy herum und ich hatte soeben den Laptop aufgeklappt, um zu schreiben. Aus heiterem Himmel fragte mein Stiefvater:

»Wie war das eigentlich, als du deinen Vater besucht hast?«

War er also doch an meinem Leben interessiert? Ich war verwundert über die unüblich persönliche Frage, aber zugleich erfreut und erzählte davon, wie ich Stipe kennenlernte. Im Nu entwickelte sich ein wertschätzendes Gespräch über die verschiedensten Familienthemen: die Oma mütterlicherseits und den jüngst verstorbenen Opa, der erst acht Monate zurückliegende Tod seines Vaters, und meine Kindheit bei ihm im Haus mit dem psychischen Druck und den Schlägen.

»Ich habe so viele Fehler begangen. Das tut mir alles sehr leid, Alexander«, sagte er und umfasste das Weinglas fest am Stiel.

Gegen Ende des ein oder anderen feuchtfröhlichen Großfamilienfests hatte ich diese Worte bereits gehört. Zwischen Tür und Angel hatte er mich abgepasst und ich hatte jedes Mal meinen Ärger geschluckt, dass ich nicht passend reagieren konnte, sondern von der plötzlichen Gefühlsoffenbarung überrumpelt war.

»Das hast du schon öfter gesagt«, sagte ich.

In nahezu meiner gesamten sonstigen Lebenszeit war der Schmerz unserer gemeinsamen Geschichte ein Tabu. Das Schweigen verschlimmerte alles. Das Ungesagte trennte uns wie Ozeane die Kontinente. Die dadurch entstandenen Schamgefühle schliffen unreflektierte Verhaltensmuster ein. Keiner sagte etwas, obwohl im Schweigenbrechen das gesamte Heilungspotenzial gelegen hätte.

»Wahrheit schmerzt«, hatte eine Freundin von mir bemerkt, als ich mit ihr ein paar Wochen zuvor über familiäre Tabus gesprochen hatte. »Damit umzugehen und Verantwortung dafür zu übernehmen, auch nach Jahren, erfordert Kraft und Mut – hat nicht jeder.«

»Was soll ich denn tun?«, fragte mein Stiefvater. Seine Stimme zitterte.

»Du kannst es nicht ungeschehen machen«, sagte ich.

Welchen Sinn ergab es, am früheren Fehlverhalten festzuhängen, die eigenen Dämonen niederzudrücken? Die Last blieb trotzdem aufgeladen. Es war doch über dreißig Jahre her.

»Du kannst nur versuchen, die Fehler zu akzeptieren und sie in der Zukunft zu vermeiden.«

Er erhob sich und kam um den Tisch auf mich zu. In seinen Augen sammelten sich Tränen. Er reichte mir die Hand. Ganz deutlich spürte ich, dass er von Herzen bereute. Ich blickte ihn an, stand auf und drückte meine Brust fest an seine.

»Danke«, sagte ich.

»Bitte entschuldige«, sagte er, und strich mit der Hand über meinen Rücken, über das Puzzlestück.

Auch wenn sein Verhalten in meiner Kindheit schrecklich war, sah ich es ihm nach. Die Persönlichkeit beider prägte es dennoch in einem erheblichen Maße. Daran würden wir noch eine geraume Zeit arbeiten, aber ich hatte soeben das erste wirklich offene Gespräch mit meinem Stiefvater geführt und den besten Schlaf des gesamten Urlaubs am Meer.

## Fünf bis sieben Jahre

Wieder zurück in Wien traf ich Karin Isak, Psychoonkologin bei der Krebshilfe.

»Ich hab früher gar nicht gecheckt, was die Erkrankung im Detail bedeutet«, sagte ich und versank im gepolsterten Lehnsessel ihres Büros.

»Das ist vollkommen normal«, erwiderte sie, »das ist ein Selbstschutzmechanismus der Psyche.«

Ich atmete tief ein.

»Mir kommt vor, als hätte ich den Krebs beim ersten Mal verleugnet. Ich habe ihn nicht ernst genommen.«

»Das ist verständlich. Wichtig ist nun ein liebevoller Umgang in der Bewertung der vergangenen Verhaltensweisen.«

Am liebsten wollte ich gar nicht werten. Es war, wie es war. Es gab kein Richtig oder Falsch. Wenn es nur nicht so schwierig wäre, das zu akzeptieren.

»Ich hätte nach dem Hodentumor damals einfach nur die Einmalchemo schlucken müssen.«

Zweifel und Schuld ploppten in regelmäßigen Abständen aus den Untiefen der Seele empor. »Hallo, du hast uns doch nicht vergessen, oder? Wir wollen auch unseren Platz«, schrien sie. Es war aber sinnlos, darüber zu grübeln, ob die Metastase in der Schulter wegen der Unterlassung einer weiteren Therapie neben der Operation gewachsen war.

»Es sind höchst individuelle Lebensentscheidungen, wie jemand mit einer Krebserkrankung umgeht«, sagte Isak. »Und so wie jeder Mensch individuell ist, kann niemand sagen, wie sich ein anderer in einer bestimmten Lebenssituation zu verhalten hat.«

Könnte ich die Zeit zurückdrehen, es änderte vermutlich nichts am Verlauf. Ich würde wahrscheinlich wieder genauso handeln, da ich mich 2015 nicht näher mit der Krebserkrankung auseinandersetzen wollte. Ich war damit beschäftigt, mein Leben umzugestalten, und der Hodentumor passte mir dabei überhaupt nicht in den Kram. Außerdem war ich sicher, dass der Krebs mit der Hodenoperation erledigt war.

Heute weiß ich, dass ich mich gleich von Beginn an mehr mit der Krebserkrankung hätte auseinandersetzen können. Hätte ich die Metastase dann früher erkannt?

»In fünf bis sieben Jahren wächst Hodenkrebs zu einem Tumor, wie Sie ihn hatten«, sagte einer der Onkologen zu der Zeit der Zweitmeinungsodyssee.

Ich rechnete nach. Zwischen 2008 und 2010 entstand also vielleicht eine der ersten Krebszellen, gegen die das Immunsystem keine Macht mehr hatte.

»Das ist aber nur ein Schätzwert, da die Wachstumsgeschwindigkeit bei jedem Menschen unterschiedlich ist«, sagte der Onkologe, während ich aus dem Gedächtnis die Chronologie rekonstruierte.

Mit Sicherheit nachvollziehen ließ sich nichts, ich konnte nur mutmaßen. Wenn ich an diese Zeit zurückdenke, erinnere ich mich als Erstes, dass meine damalige Freundin und ich erfolglos versuchten, ein Kind zu bekommen. Als zweiter Erinnerungsfetzen taucht der Anfang meiner urologischen Krankengeschichte auf.

»Es brennt beim Wasserlassen«, erzählte ich der Hausärztin.

»Das ist selten bei einem Mann«, sagte sie, »aber klingt nach einer Blasenentzündung.«

Sie gab mir ein Rezept für einen Tee, den ich zur Therapie trank und eine Überweisung zum Urologen. Der Tee half und der Arzt sagte:

»Ihre Hodengröße ist grenzwertig. Lassen Sie ein Spermiogramm anfertigen.«

Ich ließ also meine Spermien untersuchen. Das Ergebnis lautete: Oligoasthenozoospermie. Die Gesamtzahl der Spermien in der Probe war zu gering, sie waren nicht schnell genug und zu wenige hatten eine ideale Form. Ausreichend gesunde Samenzellen waren vorhanden, doch die Wahrscheinlichkeit einer Befruchtung wurde mit dieser Diagnose als gering eingeschätzt.

Da der Grund für das schlechte Ergebnis eine unglücklich gezogene Stichprobe gewesen sein konnte, onanierte ich einen Monat später wieder unter sterilen Bedingungen, mit dem nahezu selben Befund. Für ein Jahr schluckte ich ein sündhaft teures Vitaminpräparat. Das dritte Spermiogramm wies ein geringfügig besseres Ergebnis aus. Ein herber Rückschlag. Ich wünschte mir Vater zu sein, und war de facto zeugungsunfähig.

»Lassen Sie sich nicht entmutigen«, sagte der Urologe. »Ich habe schon Männer mit einem schlechteren Spermiogramm gesehen, die auf natürlichem Wege Väter wurden.«

Trotz der niederschmetternden Diagnose gab es also eine realistische, wenn auch minimale Chance.

Bekam ich Krebs, weil ich Stress hatte? Weil ich nach medizinischer Definition unfruchtbar war? Weil ich meine Genetik nicht weitergab? Weil ich keinen Bezug zu meiner eigenen Herkunft hatte? Weil der unerfüllte Kinderwunsch an meinem Männlichkeitsbild nagte?

Erst bei der Arbeit an diesem Buch erkannte ich, dass ich einen der Risikofaktoren für Hodenkrebs aus dem Gedächtnis gestrichen hatte. Neben Hodenhochstand, Umwelteinflüssen und genetischer Disposition stand auch Unfruchtbarkeit in Korrelation zu einer Erkrankung.

War der Hoden die Sollbruchstelle meines Körpers? Hätte ich den Krebs früher erkennen können? Warum hatte mich die »grenzwertige« Hodengröße damals nicht verunsichert?

Ich ärgerte mich über das kontraproduktive Gedankenwirrwarr.

»Hodentumoren sind schnellwachsend«, sagte Dr. Breyer, als ich ihr diese Fragen stellte. »Wir sprechen jedenfalls von Monaten, nicht mehreren Jahren.«

»Wäre es möglich, dass ich wirklich zuerst lediglich eine Bizepssehnenansatzentzündung hatte, und daraus dann der Tumor entstanden ist?«, fragte ich.

»Das kann man nicht mit Sicherheit sagen.«

Es war und ist unerheblich, was genau die Erkrankung auslöste. Ich konnte meine Fragen nicht beantworten. Niemand war dazu imstande. Das zu akzeptieren und nicht ewig Ursachen zu suchen fiel schwer, weil das Gehirn immerzu Gründe verlangte.

Die Tumoren entstanden, ich erkannte sie und ließ mich behandeln.

## Pause nach der Chemo

Die Freiheit, einen ganzen Monat kein Spital von innen sehen zu müssen, trieb mich durch das spätsommerliche Wien. Ich traf viele Freundinnen und Freunde, aber merkte rasch, dass ich nicht so leistungsfähig war wie vor der Chemotherapie. Immer wieder überfiel mich Unaufmerksamkeit oder Müdigkeit bei längeren Gesprächen in den Schanigärten, Spaziergängen in den Parks und beim Filmschauen in den Kinos. Außerdem verspürte ich den Drang, die Stadt zu verlassen. Sie stieß mich ab und schnürte mir die Kehle zu. Mir fehlte die Luft zu atmen.

Während des Kroatienurlaubs hatte ich von der Pensionsversicherungsanstalt einen Brief bekommen, dass mein Antrag auf Rehabilitation eingelangt war, aber noch etwas Zeit in der Bearbeitung benötigte. Eine baldige Auszeit am Land war also nicht in Sicht.

Ich setzte mich ins Auto, drehte den Schlüssel im Zündschloss und öffnete das Verdeck. Der Arm war gerade wieder so beweglich, dass ich schalten und alle Gänge einlegen konnte. So weit, so gut. Vier Monate war ich wegen der Schulterorthese und der Bewegungseinschränkung nicht selbst Auto gefahren. Als ich im Frühjahr dachte, der Arm würde ewig eingeschränkt bleiben, wollte ich es bereits verkaufen, doch nun lächelte ich, weil ich es weiterhin besaß. Ich fuhr eine Runde um den Block, ging wieder hoch und packte meine Sachen.

»Na klar darfst du in unser Seehaus fahren«, sagte Uli, als ich fragte, ob ihr Angebot, das sie mir vier Monate zuvor unterbreitet hatte, noch stand. »Ich werde gleich einen Schlüssel nachmachen lassen.«

Der Trip nach Oberösterreich war meine erste selbstständige Autofahrt seit der Metastase. Am Attersee angekommen, zog ich am Parkplatz Schuhe und Socken aus, ging barfuß über die Liegewiese zum See, setzte mich auf den Badesteg und ließ die Zehen ins Nass tauchen. Ruhe, Luft, Bäume, Wiesen, der türkise See, Berge, ein Ausblick, bei dem es mir den Atem raubte, und eine beschauliche Wohnung nur für mich, wo ich für Tage keine Menschen sah. Meine Kondition war mies und ich hatte vor, die Behandlungspause bis zu den Kontrolluntersuchungen Ende September zu nutzen, um leichte Wanderungen zu unternehmen. Baute ich den Kreislauf auf, konnte ich vielleicht bald wieder Sport betreiben. Mit der Inaktivitätsosteoporose war es mir momentan ohnehin noch zu gefährlich.

Ich schlief viel und musste in der Nacht nicht mehr so oft zur Toilette. Die Fatigue mit ihrer Antriebslosigkeit hielt sich in Grenzen, aber eine latente Müdigkeit befiel mich dennoch öfter als einmal am Tag. Vielleicht war ich auch wegen der Medikamente so erschöpft, die ich noch im Körper hatte.

Mein Geschmacksempfinden war dabei, sich zu normalisieren. Kaffee vertrug ich aber noch immer nicht. Der Magen krampfte sich zusammen, sobald ich welchen trank. Laut Marie sollte ich ohnehin gänzlich auf Kaffee verzichten. Nach TCM-Lehre wirkt er trocknend und ich brauchte die Körpersäfte für die Genesung.

Immer noch hatte ich sehr trockene Haut, besonders im Gesicht und am – nicht vorhandenen – Haaransatz. Hände und Füße waren ebenso ausgedorrt. Auch die Augen litten unter zu wenig Flüssigkeit und ständig fielen Wimpern aus und juckten im Auge. Das nervte. Der Haarausfall hatte sich sogar auf die

Augenbrauen ausgeweitet. So sparte ich mir wenigstens das Zupfen.

Am zweiten Tag unternahm ich einen dreieinhalbstündigen Spaziergang am sogenannten Westwanderweg rund um den See und zwei Tage später wanderte ich eineinhalb Stunden hinauf auf den Schoberstein. Die Wege führten mich durch feuchte Wälder und über saftige Wiesen, vorbei an schroffen Felsen bis zum Bergkreuz auf 1.037 Metern Seehöhe.

»Alles unter der Baumgrenze zählt nicht als Gipfel«, sagte ein Freund scherzhalber, als ich ihm davon berichtete.

Das schmälerte meine Freude nicht.

»Ach was, das ist der erste Berg, den ich seit der Krebstherapie erklommen habe«, erwiderte ich.

Ich fühlte mich wieder fit, war es aber noch nicht. Ging ich langsam und stetig, kam der Kreislauf ohne Probleme mit. Wenn ich aber rasch eine volle Ladung Luft in die Bronchien zog, wurde mir schwindlig. Setzte ich mich dann nicht schnell genug hin, verschlug es mir die Ohren und mir wurde schwarz vor den Augen. In dieser Verfassung brauchte ich nicht an Sport zu denken.

Laut medizinischer Meinung hellt Bewegung in der Natur die Stimmung auf und hilft gegen depressive Verstimmungen. Ein Spaziergang von zwanzig Minuten soll nahezu Wunder bewirken, heißt es. Bei mir ging es noch flotter. Es reichten schon hundert Meter, und ich war viel entspannter und gelassener. Kamen sonniges Wetter oder nette Beobachtungen dazu, hellte sich meine Stimmung blitzartig auf.

Wieder zwei Tage später stieg ich in zwei Stunden zum Hochleckenhaus auf 1.574 Metern Seehöhe auf und legte den Weg sogar in kürzerer Zeit als angeschrieben zurück. Ich wurde mit einem grandiosen Ausblick belohnt, kehrte ein und stieg auf dem Rückweg knöcheltief in einen eiskalten Gebirgsbach. Das Leben hatte mich wieder.

Die Beine schmerzten von der Wanderung, aber ich wusste, dass sich jetzt die Muskulatur wieder aufbaute. Ich packte also meine Badehose und ruderte einige Züge sachte von der Leiter am Steg zurück ans Ufer. Schwimmen konnte ich das nicht nennen, aber es fühlte sich fast so an. Ich grinste.

Seit der Krebserkrankung verpeilte ich regelmäßig die einfachsten Tätigkeiten. Und das passierte gerade mir, dem Ober-Genauigkeitsfanatiker! Ich vermutete die Chemotherapie als Ursache, denn die Symptome wie Gedächtnislücken, Konzentrationsschwächen und Desorganisation passten auf das sogenannte Chemobrain.

Die Erinnerung an die Tankreserve leuchtete schon seit vierzig Kilometern, weil mir die ausgeschilderten Preise überall zu teuer waren. Als ich endlich eine günstige Tankstelle fand, freute ich mich wie ein Kleinkind zu Weihnachten. Ich stellte das Auto ab, stieg aus und stand vor der Tankklappe. Welchen Treibstoff musste ich tanken? Ich war so lange nicht mit dem Auto gefahren, dass ich vergessen hatte, womit es lief. Diesel war es nicht, soviel wusste ich, also jedenfalls Benzin, aber 91, 95 oder 98 Oktan? Ich kam mir vor, als tankte ich das erste Mal. Was dachten sich die Leute, die mich beobachteten, wie ich überlegte, was ich tanken sollte?

Reflexartig griff ich zur 98er-Zapfpistole und betrachtete die rotierenden Zahlen auf der Anzeige der Zapfsäule. Irgendetwas stimmte nicht. Ich zückte das Handy, suchte nach einer Übersicht der Treibstoffsorten und begann zu lesen. Bleifrei ist Super und Super 98 ist Super Plus. Bleifrei hätte also gereicht.

Als der Tank voll war, fiel mir auf, dass ich »Premium Super 98« getankt hatte, die mit Abstand teuerste Treibstoffvariante. Ich schloss den Tankdeckel und lachte. Wenn nichts Schlimmeres passierte, mochte ich das Chemobrain.

## Bewegungseinschränkung

Mit der unangenehmsten Nebenwirkung machte ich Bekanntschaft, als ich wieder einmal das Onlinebanking öffnete. Das Geld auf dem Sparkonto war mittlerweile ordentlich zusammengeschrumpft. Arzthonorare, Spitalaufenthalte, Apothekenrechnungen für Medikamente und die TCM-Kräuter sowie die wöchentliche Ergotherapie schlugen zu Buche wie ein laufend niederschmetternder Hammer, der die Scherben des Sparschweins nach und nach zu Staub zermalmt.

»Es wird Zeit, dass du endlich wieder Geld verdienst«, murmelte ich in die Hand an meinem Kinn.

»Wie sieht es eigentlich mit deiner beruflichen Zukunft aus?«, fragten einige Menschen in den Wochen nach dem Kroatienurlaub unabhängig voneinander.

Den Plan mit der Unternehmensgründung wollte ich natürlich wieder aufnehmen, doch zuerst kümmerte ich mich um die vollständige Genesung.

Der rechte Arm war weiterhin stark eingeschränkt, auch wenn Leo, mein Ergotherapeut, begeistert vom Genesungsfortschritt war. Es dauert seine Zeit, bis Muskeln wieder aufgebaut und Bewegungsblockaden verschwunden sind. Mir bereitete die Frage Kopfzerbrechen, ob der Arm wirklich wieder vollkommen gesund werden würde. Also ob ich ihn jemals wieder so bewegen könnte, wie es bis zum Jänner möglich war, als ich noch kletterte und Fahrrad fuhr.

»Die Muskeln müssen jetzt ganz im Kleinen gestärkt werden«, sagte Leo, für den die Therapie stets Millimeterarbeit war. »Sie müssen schließlich nach der langen Ruhezeit wieder in Aktion kommen.«

Primär ging es um die Steigerung des Bewegungsausmaßes im Schultergelenk sowie Narbenbehandlung und die Kräftigung der Muskulatur. Der Deltoideus, jener Muskel, der über dem Oberarm liegt und die Schulter von vorne nach hinten und von oben nach unten umspannt, war durch die Biopsie am meisten geschädigt. Die Nackenmuskulatur, genauer gesagt der Schulterblattheber, übernahm seine Arbeit und verspannte sich deshalb ständig.

»Das ist schon beeindruckend, was der Körper kann«, sagte ich. »Wenn ein Muskel nicht funktioniert, übernimmt automatisch ein anderer die Bewegung.«

»In deinem Fall ist das halt kontraproduktiv«, sagte Leo, »denn der Muskel ist intakt und er soll über kurz oder lang wieder seine volle Funktion übernehmen.«

Es war mir nicht möglich, den Arm über die Schulter zu heben. Aus eigener Kraft kam ich nicht einmal in die Nähe des Bewegungsmaximums. Leo mobilisierte passiv, ohne meinen Krafteinsatz. Die Außenrotation, also wenn ich den Oberarm am Körper anlegte, im Ellenbogen abwinkelte und die Hand nach außen führen wollte, war noch gar nicht möglich. Sollte aus irgendeinem Grund doch eine Operation notwendig sein, hätte mich das erst recht wieder um einige Monate weiter nach hinten geworfen, was die Verwendbarkeit des Arms anging.

»Die Röntgenbilder sehen gut aus«, sagte Dr. Schufeldt, die Kollegin meines Tumororthopäden Dr. Machacek. Er kam hinzu und warf einen geübten Kontrollblick auf die soeben gemachten Aufnahmen.

»Ich denke, dass jetzt keine akute Frakturgefahr mehr gegeben ist«, sagte er. »Definitiv kann man das aber erst mit dem Befund der Magnetresonanztomografie sagen.«

»Die Inaktivitätsosteoporose ist zurückgegangen, beziehungsweise sieht der Knochen jetzt wieder Ihrem Alter entsprechend aus«, sagte Dr. Schufeldt.

Ich erzählte von der Ergotherapie sowie der Bewegungseinschränkung und Dr. Machacek testete meinen Arm.

»Die nicht funktionierende Außenrotation liegt nicht an der Muskulatur. Sie haben die Kraft, um den Arm zu bewegen«, sagte er.

Eher war der Grund eine Verkleinerung der Gelenkskapsel,

bedingt durch Ruhigstellung und Bestrahlung.

»Haben Sie Geduld«, sagte der Arzt. »Bei simplen Knochenbrüchen dauert es sechs Wochen, bis eine erste Stabilisierung eintritt, und dann noch weitere zwölf Wochen, bis sie geheilt sind, also insgesamt drei Monate.«

Ich rechnete nach. Wenn ich Mitte August das letzte Mal Chemotherapie erhalten hatte, dann dauerte es bis Mitte November. Weil die Zytostatika aber sicher noch mindestens drei weitere Wochen nach der Infusion im Körper waren, würde es eher Anfang Dezember sein, bis betreffend der Heilungsprognose etwas gesagt werden konnte.

Dr. Schufeldt hatte im Sommer gesagt, dass durch eine lange Einnahme des Kalzium- und Vitamin-D-Präparates, das ich täglich zweimal schluckte, ein Kalziumüberschuss im Körper entstehen könnte. Dem jüngsten Blutbefund nach zu urteilen war der Kalziumspiegel in Ordnung.

»Somit besteht kein Verdacht darauf, dass Sie zu viel davon im Körper haben könnten«, sagte sie.

Kalzium ist unentbehrlich für den Knochenaufbau, wirkt aber nur zusammen mit Vitamin D ausreichend. Davon hatte ich allerdings zu wenig – was in unseren Breitengraden keine Seltenheit ist. Der Mindestspiegel liegt bei dreißig ng/mL, besser wären fünfzig, ich hatte zwölf. Meine Hausärztin hatte mir deswegen Tropfen verschrieben, vierzig pro Woche.

»Das ist viel zu wenig bei diesem Blutbefund. Nehmen Sie für sechs Wochen dreißig Tropfen täglich ein, danach reduzieren Sie auf die aktuelle Dosis«, sagte die Tumororthopädin.

Bei der Einnahme sollte ich immer darauf achten, gleichzeitig Fett einzunehmen. Vitamin D ist fettlöslich.

»Meine Patienten träufeln die Lösung meist auf ein Stück Butterbrot«, sagte sie.

»Darf ich jetzt eigentlich wieder aufs Rad steigen?«, fragte ich.

»Es ist besser, wenn Sie am Heimtrainer oder Ergometer beginnen, aber Ihre Kondition wird anfangs sowieso schlecht sein.«

Wenn ich mir die Wandererlebnisse von der Woche am Attersee in Erinnerung rief, glaubte ich das nicht und abgesehen davon gefiel mir die Idee überhaupt nicht.

»Ich brauche freie Bewegung, nicht stationäre. Ich will die Luft an meinem Körper vorbeiziehen spüren, brauche Frischluft statt abgestandenem Fitnesscenter-Odeur, muss mich in der Natur bewegen.«

»Das verstehe ich. Verbieten kann ich es Ihnen nicht!«, sagte sie. »Natürlich kann Ihnen auch daheim etwas passieren. Sie könnten über einen Teppich stolpern, sich ungeschickt abstützen und ebenso etwas brechen. Passen Sie halt bitte auf!«

Dr. Schirmer richtete beim nächsten Kontrolltermin die Tischlampe auf mich aus und ich streckte ihm meine Zunge entgegen.

»Es ist immer noch ein dünner, weißer Belag sichtbar«, sagte er. »Darf ich bitte Ihren Puls fühlen?«

Nacheinander legte ich die Handgelenke auf das Kissen vor uns am Tisch.

»Von der Blockade ist fast nichts mehr spürbar. Er ist zwar noch etwas schwach, aber alle drei Phasen des Pulses laufen schön gleichmäßig durch.«

Mein Körper war dabei, sich wieder einzupendeln.

»Und warum wache ich immer noch manchmal um halb zwei herum in der Nacht auf?«, fragte ich.

»Das ist wegen der Leber-Qi-Stagnation, vermutlich als Folge der Chemotherapie. Es könnte ein Langzeitprojekt sein, an dem Sie eine gewisse Zeit konsequent dranbleiben müssen.«

Wir begannen mit Akupunktur und führten die Kräutertherapie fort. Ein paar Monate wollte ich weitermachen und dann pausieren, um zu sehen, ob der Körper die Behandlung überhaupt noch brauchte.

In der Straßenbahn.

»Weißt du, was ich im Herbst immer in der Jackentasche habe?«, fragte eine Mutter ihre Tochter im Schulkindalter.

»Nein, was denn?«

»Rate doch mal!«

»Ich weiß es nicht.«

»Was findet man denn im Herbst?«, motivierte sie die Kleine, ein bisschen zu überlegen.

Ich erinnerte mich an die Kastanie in meiner Jackentasche und befühlte sie, als das Kind rief:

»Kastanien! Du hast eine Kastanie in deiner Tasche!«

Jedes Mal, wenn ich meinen Achtsamkeitsanker, den ich mir seit Jahren im Herbst in die Jackentasche steckte, mit der Hand umfasste, verlangsamte ich den Schritt und atmete ein paar Mal voller Aufmerksamkeit. Ich spürte in den Körper hinein, was er mir gerade in diesem Moment mitteilte. Falls vorhanden, ließ ich schlechte Gedanken liebevoll davonziehen. Ich erkundete auch die Frucht selbst, die Oberfläche und Struktur. Anfangs, im frischen Zustand, war sie ganz glatt und noch ein wenig rutschig. Der hellbraune Fleck an der Kastanie fühlte sich dagegen weich und samtig an. Je länger ich sie in meiner Jackentasche hatte, desto mehr trocknete sie aus. Die Schale, die im frischen Zustand mit dem Fingernagel eingedrückt werden konnte, wurde hart. Die Nuss schrumpfte und die glatte Oberfläche runzelte. Auch das bewusste Erfühlen des Achtsamkeitsankers gehört zu der Achtsamkeitsübung dazu.

Durch das MBSR-Training im Jahr zwischen den beiden Krebserkrankungen hatte die Praxis der Achtsamkeit im Alltag einen hohen Stellenwert in meinem Leben eingenommen. Damit entwickelte ich mich zu einem ruhigeren und gelasseneren Menschen. Ich war nicht mehr so rastlos und konnte mich mehr über die Lebendigkeit meiner Existenz freuen – auch wenn mir so furchtbare Dinge wie der Krebs zugestoßen waren. Ich freute mich während schöner Momente und erinnerte mich öfter an früher Erlebtes. Beides zauberte mir immer wieder ein Schmunzeln ins Gesicht, wofür ich in der Straßenbahn das Lächeln der anderen erntete.

## Re-Staging

Wenn ich den Flaum über meiner Oberlippe sah, fühlte ich mich in die Pubertät zurückversetzt. Der Bart spross wieder. Dabei hatte mir diese Nebenwirkung der Chemotherapie geradezu getaugt. Es war befreiend, nicht täglich zum Rasierer greifen zu müssen und gleichzeitig Haut wie ein Babypopo im Gesicht zu haben, glatter als nach der besten Rasur. Die Glatze fühlte sich ebenso rauer als zuvor an.

Sechs Wochen hatte ich Ruhe vom Spital, bis zum Re-Staging Ende September, den Kontrolluntersuchungen, um festzustellen, ob die Radiochemotherapie erfolgreich war. Als mich eine Radiologieassistentin anrief, dachte ich mir bereits, dass es zu Komplikationen kommen würde, ahnte aber nicht, was nun folgen würde.

»Wir müssen den Termin verschieben«, sagte sie. »Bitte kommen Sie um neun Uhr.«

Ursprünglich war der Termin für elf Uhr geplant. Das Re-Staging bestand in meinem Fall aus Blutabnahme, Magnetresonanztomographie, Computertomografie und PET-Scan. Wenn um neun Uhr der Blutbefund für die erste Teiluntersuchung fertig sein sollte, musste ich allerspätestens um sieben Uhr auf der Station sein, aber um diese Zeit fand immer Dienstübergabe statt. Das Pflegepersonal wechselte vom Nachtdienst auf den Hauptdienst.

»Bitte warten Sie ein bisschen«, sagte mir Pfleger Erik, bevor er im Sozialraum zur Übergabebesprechung verschwand.

Ich packte das Frühstück aus, das ich mir vom Bäcker mitgenommen hatte und las in einem Buch von der Bücherwand. Meine Konzentration hatte sich mittlerweile auch verbessert. Es passierte mir nicht mehr so oft, dass ich den gelesenen Inhalt oder während eines Gesprächs den Faden verlor.

Wenn ich mich recht erinnere, war es acht Uhr, als mir einer der Assistenzärzte den Venenzugang setzte und Blut abnahm.

Ich blieb sitzen und ging kurz vor neun auf die Radiologie.

»Eine andere Patientin ist jetzt dran«, sagte mir die Assistentin am Empfang. »Ihre Untersuchung dauert etwa eine Stunde. Gehen Sie doch bitte zuerst zu den Kollegen von der Computertomografie.«

Also doch wieder alles anders.

Ein paar Türen weiter begann der Arzt mit mir zu diskutieren. »Ihr Blutbefund ist noch nicht da, das Labor ist nicht so schnell. Ohne können wir Sie nicht untersuchen«, sagte er und sah mich einen Moment an. »Welchen TSH-Wert hatten Sie denn bisher?«

Ich kannte die Ergebnisse nicht auswendig, zog aber den jüngsten Befund aus meiner Mappe und überreichte ihn dem Radiologen.

»Na, bisher hat alles gepasst. Wie geht es Ihnen denn?«, fragte er.

»Gut, danke.«

»Fein, Sie sind jung, dann wird jetzt auch alles passen. Wir machen die Untersuchung einfach ohne aktuelle Blutwerte«, sagte er und bat mich in die Umkleide.

Die sporadisch immer noch auftretenden Schluckbeschwerden waren plötzlich wieder da. Der Venenzugang im linken Arm war mit einer Infusionspumpe verbunden. Ich betrachtete die Innenseite der CT-Röhre und hörte, wie sich die Pumpe einschaltete und das Röntgenkontrastmittel über den angeschlossenen Schlauch in meinen Körper floss. Augenblicklich wurde mir brennend heiß. Das war nichts Neues, sondern eine normale Wirkung des Mittels.

Wenige Sekunden später hatte das Gerät die Aufnahmen angefertigt. Ich zog mich an und nahm abermals drüben bei der Magnetresonanztomografie im Warteraum Platz.

Auf der Liege in der anderen Röhre spürte ich in die einzelnen Körperteile hinein. Was war im linken Fuß? Anspannung. Ich ließ locker. Was war mit dem Kiefer? Anspannung. Ich ließ locker. Was war im rechten Arm? Ich versuchte, die Anspannung aufzulösen, doch so einfach war das nicht: Die Schulter lag wieder in einem U-Profil, wie damals bei der Diagnose des Knochentumors. Die Untersuchung dauerte ungleich länger als die Computertomografie.

»Wir werden Ihnen heute kein Kontrastmittel spritzen«, sagte der medizinisch-technische Assistent. »Das ist eine Vorsichtsmaßnahme.«

Ein Bestandteil des Magnetresonanztomografie-Kontrastmittels ist Gadolinium, welches zu den sogenannten seltenen Erden zählt. Es wird vermutet, dass sich das Material im Gehirn ablagern kann. Sollte ich nachrechnen, wie oft ich es mittlerweile bekommen hatte? Wurde ich davon langsam, aber sicher blöd?

Zurück auf der Onkologie begrüßte mich Dr. Breyer. Ein Lichtblick!

»Na, was haben Sie denn da drinnen?«, fragte sie und deutete auf meine puristische Wasserflasche mit der klaren Flüssigkeit.

»Schnaps, wollen Sie mal kosten?«

»Das glaube ich Ihnen nicht«, sagte sie und lachte.

Seit einigen Tagen hatte ich Schmerzen in der Hand und in meiner hypochondrischen Art erzählte ich ihr davon: »Kann durch die Chemotherapie Rheuma auftreten?«

»Ich glaube eher, dass das von der Anstrengung kommt, der der Arm durch die Ergotherapie und laufende Beanspruchung ausgesetzt ist«, sagte Dr. Breyer. »Sie haben einen viel kräftigeren Händedruck als im Sommer, also können die Schmerzen nicht so schlimm sein und es ist sicher kein Rheuma. Geben Sie Ihrem Körper die notwendige Zeit für die Genesung!«

Ja, ich wusste, dass ich ungeduldig war. Danke, Frau Doktor!

»Der Blutbefund sieht soweit gut aus, aber es sind noch nicht alle Werte da«, sagte sie. »Ich drucke Ihnen die Blutwerte dann nächste Woche gemeinsam mit dem Befund vom PET-Scan aus.«

Zwanzig Minuten nachdem ich mich von Dr. Breyer verabschiedet hatte, rief sie mich an.

»Herr Greiner, mir liegt nun der komplette Blutbefund vor. Sind Sie schon weit weg?«

Ich war mit dem Bus kurz vor dem Museumsquartier.

»Sie haben eine Schilddrüsenüberfunktion. Bitte kommen Sie nochmals zurück ins Spital. Sie brauchen dringend Medikamente«, sagte sie.

Ich spürte mein Herz pochen. Schilddrüsenüberfunktion? Wie denn das auf einmal? Ich stieg aus, ging über die Straße und nahm den Bus in die Gegenrichtung, zurück zum Spital. Von den im Internet angegebenen Symptomen für eine sogenannte Hyperthyreose hatte ich kein einziges.

Zurück auf der Station erwartete mich bereits eine der Schwestern.

»Ich habe hier eine Zuweisung für eine Schilddrüsen-Sonografie und ein Rezept für neue Medikamente«, sagte sie und überreichte mir einen Plastikbecher, dessen Boden mit Flüssigkeit bedeckt war. »Bitte trinken Sie diese Tropfen.«

Die Hände voll mit den frischen Gaben klopfte ich an die Tür zum Arztzimmer.

»Ich kann Ihnen derzeit nicht sagen, woher das kommt«, erklärte Dr. Breyer.

»Ist es von der Chemotherapie?«, fragte ich trotzdem.

»Bevor man das sagen kann, muss zuerst festgestellt werden, was mit der Schilddrüse falsch läuft. Daher die Sonografie. Ich habe Sie für übermorgen, im Zuge des PET-Scans, geplant.«

Das Problem an der ganzen Sache war, dass am Vormittag das jodhaltige Röntgenkontrastmittel für die Computertomografie injiziert wurde.

»Weil die Schilddrüsenwerte nicht passen, hätten Sie das Kontrastmittel nicht erhalten dürfen«, sagte die Ärztin und ergänzte: »Es besteht das Risiko einer thyreotoxischen Krise. Dagegen bekommen Sie nun die neuen Medikamente.«

Es fiel mir schwer, zu begreifen, was gerade ablief. Durch eine Routineuntersuchung konnte eine lebensbedrohliche Situation entstehen? Ich ärgerte mich, dass ich am Vormittag nicht darauf bestanden hatte, bis zum fertigen Blutbefund zu warten.

»Die Befunde von MRT und CT sind übrigens schon im Computer«, versuchte die Onkologin, mich aufzubauen. »Alles in Ordnung soweit. Ihr Tumororthopäde muss sich halt den MRT-Befund noch ansehen.«

## Nervosität

Seit ich von der thyreotoxischen Krise Kenntnis hatte, schlief ich nicht mehr durch. Aus irgendeinem Grund drängte es mich in der Nacht wieder auf die Toilette. Die Schilddrüsenüberfunktion hatte ich vermutlich schon einige Zeit vor dem Re-Staging, unentdeckt. Die nächtlichen Streifzüge waren deshalb wohl eher der Verunsicherung geschuldet, also psychisch begründet, schätzte ich.

Die Schilddrüse befindet sich im Hals und erzeugt Hormone, die den Energiestoffwechsel im menschlichen Körper steuern. Dieser Mechanismus dient der Gewinnung von Energie. Nebenbei bildet sie ein Hormon, das den Knochenabbau hemmt.

Interessanterweise hatte ich bis vor den Kontrolluntersuchungen keine der äußerlichen Symptome, die auf eine Schilddrüsenüberfunktion hinwiesen. Jetzt, nach der Diagnose, bemerkte ich einen etwas schnelleren Herzschlag. Darüber hinaus merkte ich vermehrte Müdigkeit, das konnte aber genauso am herbstlichen Wetter liegen.

Der Fingernagel am linken Daumen schien sich abzulösen. Eine Folge der Chemotherapie. Beim Geschirrabwaschen sammelten sich Kaffee- oder Essensreste zwischen Nagelplatte und Nagelbett, bis hinein zur Nagelwurzel.

»Es gibt keine Anzeichen auf irgendwelche Knoten«, sagte die Ärztin in der Schilddrüsenambulanz, die den Ultraschall durchführte. »Als einzige Auffälligkeit erkenne ich eine leichte

Vergrößerung der rechten Seite gegenüber der linken, das ist aber nicht weiter bedenklich.«

Um die Organfunktion zu beurteilen plante sie zusätzlich noch eine sogenannte Szintigrafie. Da ich am selben Tag den PET-Scan hatte und sonst zu viele radioaktive Mittel erhalten hätte, musste diese Untersuchung aber an einem anderen Tag stattfinden.

»Nehmen Sie vorerst einmal die Medikamente weiter. Den Rest besprechen wir beim Kontrolltermin in zwei Wochen«, sagte sie.

Unmittelbar nach der Schilddrüsenuntersuchung kam ich zum PET-Scan dran. Schon zu Beginn meiner jüngsten Krebserkrankung hatte ich eine derartige Untersuchung. Sie diente im vergangenen April der Suche nach weiteren Metastasen, welche glücklicherweise nicht vorhanden waren. Dieses Mal war die Fragestellung, ob der Tumor in meiner Schulter noch lebte oder schon tot war. Also ob die Radiochemotherapie erfolgreich war.

Das Gerät im Spital war älter als jenes, mit dem ich im Frühjahr untersucht wurde. Ich legte mich auf die gerade einmal hüftbreite Liege und die medizinisch-technische Assistentin schlug das weiße Leintuch, auf dem ich lag, eng um meinen Körper und fixierte mich mit Klettbändern.

»Sie dürfen sich während der Untersuchung nicht bewegen«, sagte sie.

Im Frühjahr war ich nach zwanzig Minuten wieder draußen aus der Röhre.

»Wie lange dauert es denn?«

»Eine Stunde.«

Ich erinnerte mich, dass die Liege damals langsam und kontinuierlich durch die Röhre rollte. Dieses Mal nahmen sie die Bilder an sechs sogenannten Bettpositionen auf. Die Liege stand für zehn Minuten still und wurde für die nächste Aufnahme ein Stück weiter durch den Kanal bewegt. Ab der Hälfte schmerzte die Lendenwirbelsäule von der harten Unterlage, obwohl ich eine Rolle unter den Knien hatte. Die Zehen schliefen ein.

»Bitte warten Sie noch, die Ärztin muss sich die Bilder erst ansehen«, sagte die Assistentin nach der Untersuchung. Ich betete, nicht nochmals auf die Liege zu müssen. Waren die Bilder verwackelt, weil ich mich bewegt hatte?

Zum Glück nicht, sie war mit der Aufnahmequalität zufrieden. »Der Befund ist ein, zwei Tagen fertig.«

## Bewegung

Ich hängte meine Jacke auf den Garderobenhaken im Durchgang zu Dr. Machaceks Arztzimmer.

»Oh, wow, das geht schon mit Ihrem Arm!«, stellte er freudig fest.

In keiner Situation schonte ich meinen Arm, außer beim schweren Heben, das unterließ ich.

»Der Weichteilanteil des Tumors ist weiter zurückgegangen«, sagte er zu den Bildern von der Magnetresonanztomografie.

Im dazugehörigen Befund des Radiologieinstituts stand »gering rückläufig«.

»Nein, das ist zu zurückhaltend von den Kollegen, fast schon negativ«, sagte er. »Ich bin sehr zufrieden mit dem Ergebnis. Es war gut, dass wir nicht operiert haben!«

Ich atmete auf.

»Und wie sieht es mit der Stabilität des Knochens aus?«, fragte ich.

»Den Bildern der Magnetresonanztomografie nach zu urteilen ist er vermutlich weiterhin instabil, aber Sie dürfen ihn bis zur Schmerzgrenze belasten.«

Schmerz sei ein guter Indikator, wann der Arm überstrapaziert wurde. Mittlerweile konnte ich ihn gut unterscheiden. Flächig anhaltend kam er vom Muskel, wiederkehrend und stechend vom Tumor.

»Vertrauen Sie auf Ihr Gefühl!«, sagte er, und: »Der Knochen wird wahrscheinlich nicht mehr so stabil werden, wie er im Originalzustand war.«

Der Tumor hatte einen Knorpel zwischen Humeruskopf und Schulterpfanne beschädigt. Auf den Bildern waren noch Knorpelreste sichtbar, ob er sich wieder zurückbilden würde, war aber unklar.

»Es könnte sein, dass aufgrund des Knorpelschadens eine Präarthrosesituation eintritt, der Knochen sich also durch den fehlenden Puffer stärker abnutzt«, sagte Dr. Machacek. »Üblicherweise tritt so etwas ab 75 Jahren auf, bei Ihnen könnte es schon ab 50 sein.«

Die vom Tumor vormals eingemauerte Bizepssehne war wieder fast frei. Der Arzt stellte lediglich eine Flüssigkeitseinlagerung in Größe der Sehnendicke direkt daneben fest.

»Das werden wohl abgestorbene Reste des Tumors sein.«

Die bisher im Monatsrhythmus verabreichte Xgeva-Injektion war wieder fällig. Ich hatte sie mir die vergangenen Male der Einfachheit halber selbst unter die Haut injiziert. Da der Knochen nun heilte, fragte ich, ob wir damit aufhören könnten.

»Das Mittel dient primär dazu, bestehende Knochenmetastasen am Wachsen zu hindern, das gilt im Besonderen für nicht feststellbare Mikrometastasen, also winzige Absiedelungen eines Tumors, die zwischen 0,2 und 2 Millimeter groß sind.«

Nicht immer entsteht aus solchen Mikrometastasen ein neuer Tumor, eine weitere Metastase. Am häufigsten wird das Medikament bei Brustkrebs eingesetzt, um Knochenmetastasen vorzubeugen.

»Wenn beim PET-Scan rauskommt, dass der Krebs geheilt ist«, sagte er, »hat es keinen Sinn mehr, Xgeva weiter zu verwenden. Aber nehmen Sie auf jeden Fall die Vitaminpräparate weiter.«

Der jüngste Blutbefund hatte einen zu niedrigen Kalziumspiegel ausgewertet. Xgeva lagert Kalzium in den Knochen ein, also könnte auch deshalb zu wenig Kalzium im Blut gewesen sein.

»Jedenfalls wird Ihr Knochen nicht weiter abgebaut, sonst hätten Sie mehr Kalzium im Blut«, sagte der Arzt.

Leos manuelle Therapie, also wenn er meinen Arm bewegte und ich passiv blieb, hatte zuletzt ordentlich geschmerzt.

»Wie weit darf mein Ergotherapeut den Arm in den Schmerz hinein mobilisieren oder raten Sie zu speziellen Übungen?«, fragte ich.

»Machen Sie ruhig weiter wie bisher, das wirkt gut. Ich kann jedenfalls keine bestimmten Übungen ausschließen und auch keine anderen Übungen im Besonderen empfehlen. Sie dürfen den Arm auf jeden Fall belasten. Aber achten Sie darauf, nichts Gefährliches zu tun, wo Sie stürzen könnten!«

Ich konnte es noch nicht ganz glauben, dass der Oberarmknochen wirklich am Heilen war. Aus irgendwelchen Gründen fiel es mir schwer, mich über den aktuellen Gesundheitszustand zu freuen. Vielleicht war es deswegen, weil der Arm weiterhin eingeschränkt war oder weil ich schon einmal die Erfahrung gemacht hatte, vom Krebs geheilt gewesen zu sein und doch wieder Krebs zu bekommen.

Die Szintigrafie der Schilddrüse ergab, dass sie normal funktionierte.

»Ihr Körper dürfte die Überfunktion wegen der Kontrastmittelgaben der Computertomografien seit Ihrer Erkrankung entwickelt haben«, sagte die Schilddrüsenärztin.

Das Herzklopfen verfolgte mich weiterhin, meistens im Liegen und abends im Bett. Die Beine waren schwer und angeschwollen wie nach einer 30-Kilometer-Wanderung. Ich hatte ständig Hitzewallungen und war so müde, dass ich nach dem Aufwachen wieder schlafen wollte.

»Nehmen Sie die Medikamente weiter, dann besteht die Chance, dass Ihre Schilddrüse sich wieder erholt.«

Nachdem Dr. Machacek die Freigabe für verschärftes Training gegeben hatte, war Leo fast arbeitslos in unserer Ergotherapie. Ich machte alle Übungen aus eigener Kraft und er stand nur daneben und grinste. Okay, natürlich leitete er mich an und fühlte mit den Händen, bei welchen Bewegungen die Muskeln wie reagierten, und er lächelte sicher nur deswegen, weil die Bewegungseinschränkung sich immer weiter verringerte.

»Mir scheint, als hätte ich dich gestern noch mit der Schulterorthese herumlaufen sehen«, sagte eine Freundin, »und jetzt ist dein Arm wieder frei und beweglich«, als ich mit ihr einen ausgedehnten Spaziergang durch den Wienerwald unternahm.

Wenn ich daran dachte, dass ich vor fast drei Monaten noch mit ruhig gestelltem Arm herumlief, dann freute ich mich immens über die aktuelle Bewegungsfreiheit. Die Muskelschmerzen vom Training wurden Woche für Woche weniger und ich ertappte mich dabei, wie ich an baldige Klettereien und Radtouren dachte und mich angesichts des herannahenden Winters bereits wieder auf Skiern sah.


Endlich erhielt ich die Bewilligung des Antrags auf Rehabilitation von der Pensionsversicherungsanstalt. Die Freigabe war unmittelbar nach Antragseinreichung erteilt worden, der Brief aber im Postausgang liegen geblieben.

Mein Wunschzentrum St. Veit im Pongau wurde abgelehnt und andere Orte vorgeschlagen. Diese Therapiezentren hatten erst in einigen Wochen Termine frei, St. Veit dagegen kurzfristig. Die Ablehnung war damit begründet, dass St. Veit eine *psychiatrische Rehabilitation* wäre, ich hatte aber natürlich eine *onkologische Rehabilitation* beantragt. Es konnte sich nur um eine Verwechslung handeln.

Telefonisch jemanden zu erreichen stellte sich als Geduldsübung heraus. Ich hing einmal fünf, andere Male zehn Minuten in der Warteschleife, fiel wieder raus und musste erneut anrufen. Die Telefonvermittlung suchte mir meine Sachbearbeiterin aus dem Computer und verband mich – doch Fehlanzeige. Ich ließ mir die Durchwahl geben und probierte es einige Male, bis ich tags darauf zu ihr durchdrang.

»Ich habe eine Krebserkrankung und in St. Veit wird onkologische Rehabilitation angeboten«, sagte ich, »was ist das Problem?«

»Sie haben Indikation Z und die gewünschte Anstalt behandelt nur Indikation O«, sagte die Dame.

»Was heißt das?«

»Ich weiß auch nicht, was das bedeutet«, sagte die Sachbearbeiterin. »Das trägt der Chefarzt in den Akt ein.«

Da ich immer noch eine Verwechslung vermutete, schließlich gab es in St. Veit auch ein psychiatrisches Rehazentrum, rief ich dort an. Der ärztliche Leiter konnte meine Geschichte nicht glauben:

»Wir behandeln definitiv alle Tumorerkrankungen«, sagte er. »Von den genannten Indikationskategorien habe ich noch nie gehört.«

»Kann es daran liegen, dass Ihre Anstalt in Salzburg liegt und ich in Wien wohne?«, fragte ich.

»Nein, wir haben ständig Patienten aus dem Osten von Österreich.«

Abermalige Versuche, die Sachbearbeiterin von der Pensionsversicherungsanstalt zu erreichen, benötigten einige Anläufe und zwei Tage.

»Ja, wenn Sie unbedingt dorthin möchten, kann ich Ihren Antrag durchaus nochmals dem Chefarzt vorlegen«, sagte sie widerwillig.

Also zurück an den Start. Wie lange würde das nun wieder dauern?

Egal, wo ich Kaffee trank, ob in der Espressobar, in den hippen Cafés der Stadt oder daheim selbst gebrüht, ich vertrug ihn mittlerweile definitiv nicht mehr. Sekunden nach dem Hinunterschlucken krampfte der Magen, er rebellierte im Handumdrehen wegen der Fruchtsäure der Bohnen. Hatte der Körper durch die lange Kaffeekarenz verlernt, damit umzugehen, oder hatte ich gelernt, den Schmerz wahrzunehmen?

Es ergab in diesem Zustand keinen Sinn, dass ich die Idee, mich als Kaffeecoach selbstständig zu machen, aufrechterhielt. Mir wurde klar, dass es nicht der Kaffee war, der mich interessierte. Es ging mir schon zu Anfang eigentlich darum, Bewusstsein zu entwickeln, die Sinne zu schulen und Körperempfindungen wieder wahrzunehmen. Natürlich, er kann sinnlich sein, aber er ist genau betrachtet ein Genussmittel und für viele eine Droge. Der Kaffee war nur Mittel zum Zweck und er ist letztlich ein physisches, handelbares Produkt. Zu oft sagten Menschen, denen ich von meiner Unternehmensidee erzählte: »Ah, dann kann ich über dich meinen Kaffee kaufen«. Ich hatte aber nie Interesse am Bohnenhandel, sondern immer nur am Wissenstransfer. Selbstverständlich könnte ich mit den Trainings Sensibilisierungsarbeit leisten, aber ich sah kein großes Potenzial für Veränderungen. Es ist nicht lebensnotwendig, zu wissen, wie Kaffee *richtig* zubereitet wird. Es war gut, dass ich das Unternehmensgründungsprogramm abgebrochen hatte. Ich trennte mich von dem Wunsch, in der Kaffeebranche Sensoriktrainer zu werden.

Stephan hatte eine gemeinsame Freundin zu uns in die Wohnung eingeladen.

»Du bist ja noch immer nicht tot!«, rief sie mir zu, auf der Couch sitzend, als ich das Wohnzimmer betrat.

Ich kannte sie als saloppen Sprüchen nie abgeneigt. Dennoch fühlte ich mich wie aufgespießt. Sie ist im Bekanntenkreis für den spröden Umgangston bekannt, ich mag aber ihre Ehrlichkeit.

»Na, wenn der Krebs gestreut hat, dann bist eh schon im Arsch!«, sagte sie, als ich erzählte, wie es um meine Gesundheit stand.

Ich fühlte mich wie von einem Lastwagen gerammt und blutend im Straßengraben liegen gelassen. Weil mir der Hintergrund ihres abgebrühten Umgangs mit Krebs bekannt war, nahm ich ihr die Aussagen aber nicht übel. Sie hatte recht, ich war in einer lebensgefährlichen Situation und zugleich noch nicht tot, auch wenn bösartige Krebserkrankungen untherapiert todbringend sind.

»Ich sterbe nicht an diesem Krebs!«, sagte ich in den vergangenen Monaten oft zu mir selbst und im Gespräch mit anderen Krebskranken. Viele der Krebspatientinnen und -patienten, die ich traf, waren weitaus länger als ich mit ihrer Erkrankung beschäftigt und teilweise seit mehreren Jahren in Therapie. In meiner Aussage lauerte die Gefahr, als arrogant oder ignorant bezeichnet zu werden. Dennoch spürte ich oft, wie ich damit Hoffnung in den Menschen weckte und sie ermutigte, das Gute daran zu sehen, zu leben. Einige der langjährigen Krebspatientinnen und -patienten gaben mir eine ähnliche Art des Sicherheitsgefühls.

Das Leben lohnt sich trotz Krebs – oder gerade deswegen.

## Befundung

Als ich über meinen linken Unterarm strich, spürte ich eine Verdickung von der Größe einer Erbse. Ich rief meine Onkologin an.

»Das ist vielleicht eine Thrombose«, sagte Dr. Breyer am Telefon.

Von meiner Hausärztin holte ich eine Zuweisung für eine Ultraschalluntersuchung und tags darauf hatte ich Gewissheit.

»Es handelt sich um eine Thrombose in einer oberflächlichen Armvene«, sagte der Ultraschallarzt. »Sie ist 2,6 Zentimeter lang, das umliegende Gewebe ist nicht angegriffen und es sind auch keine Verstopfungen in tiefer liegenden Venen sichtbar.«

Die Thrombose konnte von einer Punktion stammen, also einem Nadelstich. Ich hatte zwar in dieser Vene einen Zugang für die Chemotherapie liegen, doch das war über zwei Monate her. Warum hatte ich nicht jeden Venenzugang per Foto dokumentiert? Dann hätte ich mit Gewissheit sagen können, wann welche Vene angestochen worden war. Eigentlich ist es aber auch egal, denn der Arzt beruhigte mich:

»Diese Thrombose ist nicht gefährlich, denn von oberflächlichen Venen kann die Verstopfung nicht ins Herz, Gehirn oder die Lunge abwandern.«

Wenn sie nicht älter als zwei Wochen war, bestand die Möglichkeit, dass sie nach der Behandlung mit Heparinsalbe wieder verschwand. Das Personal in der Apotheke kannte mich beim Namen.

In der Ambulanz wusste niemand von meinem Besprechungstermin mit Dr. Breyer, obwohl ich sie in der Woche davor dabei beobachtet hatte, wie sie ihn im Computer eingegeben hatte.

»Setzen Sie sich erst einmal hin und wir klären das«, gaben sich die Damen vom Empfang kooperativ.

Ich war ins Gespräch mit einem ehemaligen Zimmerkollegen vertieft, der ebenfalls für eine Kontrolluntersuchung im Warteraum saß, als ich aufgerufen wurde.

»Herr Greiner, die Frau Doktor ist heute nicht in der Ambulanz, Sie finden sie auf der Station.«

Zwei Stockwerke höher erntete ich abermals verwunderte Blicke.

»Was machen Sie denn hier? Sie haben doch gar keinen Termin!«

Wieder wartete ich. Eine Müdigkeit überkam mich, wie ich sie seit der Fatigue nicht mehr hatte. Handelte es sich um Nebenwirkungen der Schilddrüsenmedikamente? Abends und beim Einschlafen fiel mir oft der schnellere Herzschlag auf, was von der Schilddrüsenüberfunktion herrührte. Auch der Nagel auf dem linken großen Zeh hatte sich nun braun verfärbt. Alle Fingernägel hatten ein quergestreiftes Kleid übergezogen, das sah sogar ein bisschen lustig aus.

Bei den Schmerzen im Arm war ich mir sicher, dass es *nur* Muskelschmerzen von der Ergotherapie und dem täglichen Training waren. Seit einer Woche schlief ich auf der rechten Seite. Das war bisher nicht möglich gewesen, weil der Druck des Körpers beim Hinlegen in der Schulter schmerzte. Der Bewegungsspielraum war größer geworden: Ich konnte nun beide Hände in den Nacken legen. Hochstrecken oder waagrecht ausstrecken ging aber immer noch nicht. Bei der Außenrotation war die Einschränkung gleich geblieben, da hatte sich in den vergangenen Wochen nichts verändert.

Neben Schmerzen im Oberschenkel spürte ich ein starkes Ziehen in den Unterschenkeln und bezweifelte, dass es sich um Nachwehen einer langen Wanderung in der Vorwoche handeln konnte – Muskelkater fühlt sich anders an. Die Füße waren geschwollen.

»Das könnte alles von den Schilddrüsenmedikamenten kommen«, sagte Dr. Breyer. »Die Ärzte von der Schilddrüsenambulanz kennen sich diesbezüglich aber besser aus.«

Viel wichtiger war ohnehin das Ergebnis des PET-Scans. Ich folgte dem Mauscursor auf ihrem Bildschirm, wie sie aus meiner Akte den jüngsten Befund öffnete.

»Das sieht gut aus!«

Meine Augen flitzten über die technischen Angaben zur Untersuchungsmethode und die medizinischen Fachbegriffe. Ich las: »Im Seitenvergleich zu links ein diffus erhöhter FDG-Uptake geringer Intensität.«

»Sehen Sie«, sagte Dr. Breyer, »die Stoffwechselaktivität wird in Ihrer Schulter mit 1,7 angegeben. Das ist weniger als der Referenzwert in der Leber mit 1,8.«

Das hörte sich gut an. Die Leber strahlt auf dem PET-Scan immer, weil dort ein sehr hoher Stoffwechsel stattfindet.

»Beim ersten PET-Scan hatten Sie einen viel höheren Wert. Warten Sie, ich sehe nach.«

Die Onkologin klickte sich durch die Dokumente meiner Akte und öffnete den Befund von April.

»8,8 damals«, sagte sie. »Sehr gut. Die aktuell diffus erhöhte Aktivität ist vermutlich eine Folge der Bestrahlung.«

Bei der zeitgleich mit dem PET-Scan durchgeführten Computertomografie war ein winziger Rundherd auf der Lunge aufgetaucht.

»Lassen Sie sich nicht verunsichern«, sagte Dr. Breyer. »Das kann alles Mögliche sein. Wäre es ein Tumor, müsste er im PET sichtbar sein.«

Zusammengefasst kamen »keine pathologischen hypermetabolen Herde zur Darstellung«, was in der Laiensprache hieß, dass ich krebsfrei war.

»Das freut mich sehr«, sagte sie. »Dann sehen wir uns ab sofort nur noch alle drei Monate zur Nachsorge. Sie können jederzeit vorbeikommen und geben Sie bitte sofort Bescheid, wenn Sie Schmerzen haben, damit wir uns das genauer ansehen können.«


»Ich freue mich gar nicht über den Befund«, klagte ich Karin Isak am darauffolgenden Nachmittag.

Mein Kopf sagte mir, dass ich nun vor Freude springen musste oder sollte, aber ich spürte nichts von dem. Die Schilddrüsenüberfunktion, der Rundherd in der Lunge und der eingeschränkte Arm beschwerten mich derart, dass das Herz nicht zu hüpfen vermochte.

»Das ist normal, Herr Greiner!«, versuchte die Psychoonkologin mich zu beruhigen. »Sie brauchen jetzt viel Ruhe und dann wird sich die Freude schon einstellen.«

Es fiel schwer, zu glauben, dass die Erkrankung überstanden war. Nach der Operation zwei Jahre zuvor war ich zutiefst überzeugt gewesen, den Krebs überwunden zu haben. Die überraschende Metastase hatte mir gezeigt, dass der Krebs nach einer Behandlung doch wiederkommen konnte.

»Werde ich mich irgendwann freuen können, dass der Krebs weg ist?«, fragte ich Isak. Meine Unsicherheit schockierte mich selbst.

»Sie standen lange unter großer Anspannung, da ist es ganz klar, dass sich die Freude nicht sofort einstellt. Die ganze psychische Anstrengung, die nun abfällt, macht zunächst sehr müde«, antwortete sie und stellte mir eine Gegenfrage: »Was glauben Sie denn, wann sich die Freude bei Ihnen einstellt?«

Ich strich über den Stoff des Lehnsessels, in dem ich saß, und blickte aus dem Fenster ihres Büros auf die Dächer von Wien.

»Wenn der Arm wieder gesund ist, also wenn ich ihn wieder einwandfrei bewegen kann«, antwortete ich und lächelte. »Bis dahin mache ich die täglichen Übungen, wöchentlich Ergotherapie, hoffentlich irgendwann Rehabilitation und widme mich intensiv dem, was mir Spaß macht: Schreiben.«

## Zweiter Geburtstag

Oft höre ich, wie mutig und tapfer ich sei. Ja, danke! Alle, die das sagen, haben recht und es freut mich.

Ich habe aber genauso wie alle Menschen Angst. Die Ängste sind meine ständigen Begleiter. Angst vor den Langzeitnebenwirkungen. Angst bei diffusen Schmerzen. Angst vor dem Rückfall. Angst, dass das Ersparte ausgeht. Angst vor neuen Schicksalsschlägen. Angst, dass der Arm nicht wieder heil wird. Angst, nicht mehr in dem Maße Sport betreiben zu können, wie vor dem Krebs. Angst ... Die Liste könnte unendlich lang werden.

Ich habe 2017 gelernt, mich durch die Ängste nicht blockieren zu lassen. Ich vertraue darauf, dass es das Leben gut mit mir meint und ich wurde nicht enttäuscht. Jedes einzelne Mal, wenn ich eine Angst überwunden hatte, entstand etwas Gutes, Neues oder Schönes.

Ein wesentlicher Schritt dorthin war die Beschäftigung mit der Vergänglichkeit. Der Sterbeprozess beider Großväter hat mir den Weg bereitet. Ich bin froh, am Tag nach Opas Tod mit der Therapie begonnen zu haben. Hätte ich länger zugewartet, bis zum Sommer, oder gar bis zum Herbst, wäre der Arm durch den Tumor nur noch mehr geschädigt worden. Ich bin froh, gemeinsam mit Dr. Machacek entschieden zu haben, eine unkonventionelle Therapie zu verfolgen, also erst einmal nicht zu operieren. Dadurch habe ich weiterhin den eigenen Knochen im Arm und mittlerweile wieder mehr Bewegungsspielraum als es mit Tumorprothese der Fall gewesen wäre. Ich bin froh darüber, wie gut die Chemotherapie angeschlagen hat. Der Krebs ist überstanden.

Wenn ich daran denke, was mir geholfen hat, dieses Ziel zu erreichen, dann war das sicher das Zur-Ruhe-Kommen. Ebenso, wie ich die Angst überwunden habe, konnte ich 2017 die Rastlosigkeit ablegen und die Entspannung in mein Leben integrieren. Dabei waren die Besinnung auf das Körperempfinden, das Erkennen und richtige Einordnen von Körperwahrnehmungen und das konsequente Öffnen des *Notfallkoffers*.

Er ist gefüllt mit den Zutaten meiner persönlichen Bewältigungsstrategie, ohne Reihung: ehrliche Kommunikation, Schreiben, Achtsamkeit, Meditation, Emotionsregulation, Imagination, Psychoonkologie, Selbsthypnose, bewusste Ernährung, chinesische Kräuter, Ergotherapie, tägliche Körperübungen, Frischluft, Bewegung und ein wertschätzendes Umfeld.

Zum Geburtstag im Frühjahr schenkten mir die engsten Freunde ein nobles Abendessen. Da ich mit der Knochentumordiagnose aufhörte, Alkohol zu trinken, wollte ich den Gutschein erst dann einlösen, wenn die Krebsbehandlung überstanden war. So fand ich mich mit Iris, Rupert, Stephan, seiner Partnerin, sowie einem eng befreundeten Pärchen in einem mit zwei Michelin-Sternen ausgezeichneten Restaurant wieder, gleich bei uns um die Ecke.

»Haben die Damen und Herren Unverträglichkeiten?«, fragte der Kellner.

Wir sollten lediglich Speiseneinschränkungen bekanntgeben und sagen, wie viele Gänge wir wünschten, Karte gab es keine. Sie servierten mehrere Amuses-Bouche mit aufregenden Namen und faszinierenden Zutaten, von denen ich mich leider nur noch an die Austern mit geräucherter Butter und farbenprächtigen Blumenblüten erinnern kann.

»Haben Sie sich entschieden, aus wie vielen Gängen Ihr Abendessen bestehen soll?«, fragte der Kellner.

»Wir nehmen sechs«, sagte Stephan, der die Idee zu dem Gemeinschaftsgeschenk hatte, Weinbegleitung inklusive.

»Ich danke euch«, sagte ich und blickte von der kurzen Seite unserer Tafel in die Runde. »Im vergangenen halben Jahr habe ich erfahren, welch unschätzbarer Wert es ist, wahre Freundinnen und Freunde zu haben.«

Mein Herz bebte und ich riss mich zusammen, nicht zu weinen. Ich feierte meinen zweiten Geburtstag.

Die Reha in St. Veit wurde genehmigt – ohne Kommentar. Ich fragte nicht nach, was ursprünglich das Problem war.

Von Tag zu Tag verbesserte sich mein Gesamtzustand. Die Wolken verzogen sich und ich merkte, wie die Stunden täglich mehr wurden, die ich lächelnd herumlief.

Die Zeit ohne geregelte Arbeit hat mir die Gelegenheit geboten, das Vaterthema zu heilen. Ich war siebenunddreißig Jahre alt, als ich zum ersten Mal meinen leiblichen Vater Stipe traf.

Ich begann, meine Kindheit aufzuarbeiten und konnte die Beziehung zu meinem Stiefvater reflektiert betrachten. Nun bin ich im Frieden mit der Vergangenheit, denn ich will nicht mehr in ihr leben. Ich lebe im Jetzt und fokussiere mich auf die Zukunft. Das ist es, was das Leben ausmacht, nicht wer ich war, sondern wer ich bin und sein will. Mittlerweile können wir wie Vater und Sohn miteinander sprechen.

Während eines Besuchs bei meiner Familie lagen plötzlich bunte Kuverts auf dem Nachtkästchen, alte geöffnete Briefe, an Mama adressiert. Mit ausgebleichtem Poststempel. Aus Kroatien. Der Absender war Stipe. Mama ließ sie mich also doch lesen.

Das Bild, das ich von seiner Persönlichkeit hatte, bereicherte sich um eine weitere Nuance. Er himmelte sie an und ich sah mich nicht mehr bloß als Ergebnis eines Urlaubsflirts. Ich war definitiv ein *Kind der Liebe*, wie Andrea bei der Aufstellung sagte.

Ganz nach meinem Neujahrsvorsatz ließ ich die strikten Berufsvorstellungen sein. Ich ließ die Veränderung kommen. Und das war gut, denn Leben ist Veränderung.

Mit der Annahme und Akzeptanz des Status quo lernte ich, in den Fluss des Lebens einzusteigen, statt gegen ihn zu schwimmen. Mit dem Strom zu schwimmen verbraucht weniger Energie und weiter stromabwärts eröffnet sich eine andere Perspektive auf das Leben. Dinge, die vorher wichtig erschienen, sind es dann nicht mehr. Dinge, die nicht im Fokus waren, sind dann plötzlich relevant. In diesem Fluss habe ich innere Zufriedenheit entwickelt. Ich traue mich zu sagen, dass ich Frieden gefunden habe – oder auf direktem Weg dorthin bin.

Woher kommt die Angst vor Veränderungen? Ist sie die Angst vor dem ungewissen Ausgang? Der Ausgang ist immer ungewiss. Das macht das Leben aus. Verlöre es nicht komplett seinen Reiz, wenn wir schon ganz genau wüssten, was heute in drei Wochen alles sein wird? Was in der Zwischenzeit passiert war, welche Menschen wir getroffen, welche Gespräche wir geführt, was wir in der Zwischenzeit gelernt hatten?

Eine einzige Sache ist gewiss: der Ausgang unseres Lebens. Meine Krebsdiagnose hat mir vor Augen geführt, dass unser Dasein auf dieser Erde endlich ist. Da wir nicht wissen, wann es vorbei ist, sind wir gut darin beraten, unsere verbleibende Zeit auf Erden aktiv und bewusst zu gestalten. Könnten wir uns von der Angst vor dem Leben lösen, wenn wir die Angst vor dem Tod verlieren? Lassen wir sie hinter uns, lassen wir sie los. Der Tod ereilt uns alle. Das ist fix, seit wir geboren wurden. Der Tod erinnert mich daran, wie ich leben will und welche Ziele ich erreichen möchte. Wenn wir die Angst vor dem Tod ablegen, dann sind wir frei im Leben.

Es ist etwas in meinem Körper gewachsen, das normalerweise nicht dort hingehört. Trotz dieses verheerenden Zufalls habe ich neues Vertrauen zu ihm erlangt. Er ermöglicht mir nämlich eine wundervolle Handlung: die Lungen mit Luft zu füllen. Seither erinnere ich mich, wenn es stressig wird, selbst daran: Wenn ich atme, spüre ich, dass ich lebe. Dieser Zustand währt hoffentlich lange.

# Danksagung

Meine Freundinnen und Freunde haben mich mit einer außergewöhnlichen Hingabe fürsorglich und liebevoll in der härtesten Zeit meines Lebens unterstützt, weshalb mein größter Dank ihnen gebührt: Felicitas Hammerschmied, Meral Akin-Hecke, Nina Germadnik, Bettina Bestebner, Livia Teubersen, Timna Krenn, Sabine Harbich, Ulla Barger, Agnes Kammerlander, Nikolai Iliadis, Philipp Reisinger und im Besonderen Iris Winkelbauer und Stephan Bründlmayer. Ihr wart mir in der bisher schwierigsten Lebenssituation eine herausragende Stütze. Lieber Rupert Hofbauer, danke für den spontanen Roadtrip nach Kroatien, um Stipe kennenzulernen. Danke Marie Grabner, dass du mir zeigtest, wie mich die Traditionelle Chinesische Medizin unterstützen kann.

Julia Hüffel, ich verspüre tiefsten Dank, dass du mich in die Welt der Achtsamkeit eingeführt hast. Viele intensive Gespräche, vor allem außerhalb des MBSR-Trainings, werde ich immer im Herzen tragen. Du bist mir eine wahre Freundin geworden. Ich danke Christine Teubersen, Natalie Jean Marain, Andrea Engel und Dr. Markus Jahn für die unzähligen von Mitgefühl, Philosophie und Spiritualität erfüllten Gespräche und Selbsterfahrungen, durch die ihr mich begleitet habt. Für die herausragende psychoonkologische Betreuung in den unterschiedlichsten Phasen meiner Erkrankung und danach danke ich Birgit Hübner, Karin Isak und Stefan Haslinger.

Das gesamte medizinische und pflegerische Team des Zentrums für Onkologie und Hämatologie mit Ambulanz und Palliativstation am Wilhelminenspital sowie des Orthopädischen Spitals Gersthof in Wien zeichnete sich durch einen ausgesprochen respektvollen Umgang mit mir als Patient aus. Aus dem ärztlichen Behandlungsteam stechen Dr. Miriam Breyer, Dr. Felix Machacek und Dr. Erwin Xhenemont besonders hervor. Ich fühlte mich bei Ihnen nie als Kranker oder Bittsteller. Bei jedem Gespräch merkte ich, wie wir am selben Strang zogen und ich wünsche Ihnen, dass Sie weiterhin in Hülle und Fülle Gelegenheit zum Scherzen und Lachen haben. Danke, Alexandra Gauster und Leopold Thauerböck, wie sorgsam und hingebungsvoll ihr euch um meinen Arm gekümmert habt! Ohne euch könnte ich ihn nicht mehr in dem Maße bewegen, wie es mir jetzt möglich ist.

Ali Mahlodji, ich danke dir für deine unermessliche Großzügigkeit. Uli und Mario Geromin, danke für die innige Freundschaft und die Möglichkeit, eure ruhsame Bleibe für mein Schreiben nutzen zu dürfen. Danke, Irene Steindl, Martina Hofbauer, Gudrun Grondinger, Julia von Rein-Hrubesch, Milica Janković, Gerlinde Ehrenreich und Juliane Deisenhammer, eure Feedbacks haben das Buch zu dem gemacht, was es nun ist. Ich danke dem Verlag Kremayr & Scheriau und persönlich Stefanie Jaksch für das entgegengebrachte Vertrauen und die perfekte Zusammenarbeit.

Stellvertretend für jene Menschen, die ich hier nicht namentlich nenne, weil ich im Trubel der Erkrankung leider sehr vergesslich war, die mir aber mit ihren Impulsen geholfen haben, 2017 nahezu unbeschadet zu überstehen, danke ich: Juliane Müller, Helga Bründlmayer, Darija Schedlmayer, Natalie Chrstos, Irene Rittler, Julia Hagenauer, Sonja Bauer, Karin und Michael Greiner, Yana und Thomas Weber, Viola Hein, Helmut Steiner, Walter Holzhacker, Robert Faustmann, Max Werdenigg, Wilhelm Beyer, den Bloggerinnen Anja von *Der Feind in mir*, Ute von *Der Brustkrebs und ich* und Daniela Kapfenberger von *unfuckingfassbar.me*, Tante Elfi und Oma.

Katharina, Claudia und Babsi, die seltenen Male, an denen wir uns sehen, sind mir eine Wohltat. Ich liebe euch sehr.

Danke, Hans-Peter, danke, Stipe.

Ich danke dir, Mama, für alles.

# Literatur
# und Internet

Österreichische Krebshilfe: www.krebshilfe.net

Krebsinformationsdienst des Deutschen Krebsforschungszentrums: www.krebsinformationsdienst.de

ONKO-Internetportal der Deutschen Krebsgesellschaft e. V.: www.krebsgesellschaft.de

Männerberatung Wien: www.maenner.at

a hundred monkeys: *Bewusstsein schafft Lebenssinn. Prof. Dr. Gerald Hüther im Gespräch mit Jens Lehrich* (youtube.com, 8. Februar 2017), aufgerufen am 21. Mai 2017

Florian Aigner: *Das ganze Leben ist krebserregend* (futurezone.at, 4. April 2017), aufgerufen am 1. August 2017

APA: *An welchen Krebsarten die Österreicher am häufigsten erkranken* (derstandard.at, 4. Februar 2018), aufgerufen am 3. August 2018

Willi Butollo: *Die Angst ist eine Kraft. Über die aktive und kreative Bewältigung von Alltagsängsten* (Herbig 2015)

Christopher Germer: *Der achtsame Weg zum Selbstmitgefühl: Wie man sich von destruktiven Gedanken und Gefühlen befreit* (Arbor 2011)

Daniel Glattauer: *Gut gegen Nordwind* (Zsolnay-Verlag 2006)

Johannes Huber: *Es existiert. Die Wissenschaft entdeckt das Unsichtbare* (edition a 2016)

Marlen Haushofer: *Die Tapetentür* (Deutscher Taschenbuch Verlag 1996)

Marlen Haushofer: *Eine Handvoll Leben* (Deutscher Taschenbuch Verlag, 7. Auflage November 2004)

Marlen Haushofer: *Himmel, der nirgendwo endet* (Deutscher Taschenbuch Verlag, 3. Auflage 2002)

Magret Kindermann: *Tulpologie. Novelle* (Twentysix 2017)

Doris Knecht: *Besser* (Rowohlt 2013)

Elisabeth Kübler-Ross: *Erfülltes Leben – würdiges Sterben* (Goldmann 2012)

Ali Mahlodji: *dankbar* (facebook.com, 27. August 2017), aufgerufen am 28. August 2017

Anja Melzer, Rainer Fleckl: *Das Geschäft mit der Todesangst*, in: News, Nr. 13/2017 vom 1. April 2017

Henry Miller: *Das Lächeln am Fuße der Leiter* (Rowohlt Taschenbuch Verlag, 32. Auflage 1978)

Elvira Muffler (Hrsg.): *Kommunikation in der Psychoonkologie. Der hypnosystemische Ansatz* (Carl-Auer-Systeme Verlag, 1. Auflage 2015)

Susann Pásztor: *Und dann steht einer auf und öffnet das Fenster* (Kiepenheuer & Witsch, 1. Auflage 2017)

Cornelia Raab: *TCM für Einsteiger. Das Praxisbuch zur Selbstbehandlung mit Akupressur, Massagen, Qi Gong, Ernährung und Arzneien* (BLV Buchverlag 2008)

Klaus Ratheiser: *Die Schärfe des Augenblicks. Ein Intensivmediziner erzählt von seinen Erfahrungen* (Seifert Verlag 2012)

Susan Sontag: *Krankheit als Metapher. Aids und seine Metaphern* (Fischer Taschenbuch Verlag, 4. Auflage 2016)

Reiner Sörries: *Herzliches Beileid. Eine Kulturgeschichte der Trauer* (Primus Verlag 2012)

Richard Stiegler: *Nach innen lauschen: Inspirationen für die spirituelle Praxis* (Arbor 2014)

Nina Trentmann: *Fünf Dinge, die Sterbende am meisten bedauern* (welt.de, 5. Februar 2012), aufgerufen am 21. Mai 2017

Ariadne von Schirach: *Du sollst nicht funktionieren. Für eine neue Lebenskunst* (Tropen Sachbuch 2014)

Wiener Krebshilfe-Krebsgesellschaft (Hrsg.): *100 Antworten auf Ihre Fragen zum Thema Krebs und Ernährung* (2008)

Mark Wolynn: *Dieser Schmerz ist nicht meiner. Wie wir uns mit dem seelischen Erbe unserer Familie aussöhnen* (Kösel-Verlag 2017)